手術
するがん、しないがん

医師・ジャーナリスト
富家 孝

彩図社

Fuke takashi

はじめに

近年、がんが発見された高齢者が、手術を受けないケースが増えています。これは、じつは〝いい傾向〟であり、私自身も「75歳を超えたら手術はするべきではありません」と提唱しています。

もちろん、がんの部位（胃がん、大腸がん、肺がんなど、どこにがんができたか）にもよりますが、実際のところ、手術を受けたより受けなかったほうが結果的によかったというケースは多いのです。

高齢者の場合、当然ですが、体力が落ちています。「自然治癒力《しぜんちゆりょく》」（免疫力《めんえきりょく》）も落ちています。したがって、がんの切除手術をすると、その副作用や肉体的負担に耐えられないために、かえって悪化させてしまうことが多いのです。合併症を起こしてしまったり、また、手術後の抗がん剤治療の副作用で衰弱してしまったりするのです。

となると、手術を受けることが寿命を縮めることにつながってしまいます。

もちろん、手術を受けるか受けないかを年齢だけで決めるわけにはいきません。手術に耐えうる体力を持つ健康な75歳以上の後期高齢者の方もいれば、65歳でも糖尿病や高血圧などの持病を抱えている高齢者の方もいるからです。

しかし、そうはいっても、年齢という要素は大きいと言わざるをえません。なぜなら、どんなに健康な方でも老化には勝てず、75歳をすぎると人間は急速に老化していくからです。

本文中で詳しく説明しますが、「健康寿命」という概念があります。これは、人間がいくつまで他人の助けを借りずに1人で生きられるかの指標です。厚生労働省が公表している健康寿命は、現時点で、男性が約71歳、女性が約74歳ですから、75歳を待たずにすでに多くの人が、日常生活になんらかの支障をきたすようになっていると考えられます。

たとえば、ちょっと長く歩くとそれだけで足腰が痛くなったり、階段を上がるだけで息切れがしたりするのも、健康寿命が限界にきている表れです。

そんな状態で、がんが発見され、医者から手術を勧められたら、どうしたらいいでしょうか?

本書では、こうした問題を中心にすえて、がんになったらどうしたらいいかを読者のみなさんと一緒に考えていこうと、25のトピックを選んで、それぞれ解説しています。

どうして、こんなテーマを扱うことにしたかというと、高齢社会になったいま、がんになったらどうしたらいいのか？　ということが、多くの人にとってもっとも切実な問題だからです。また、私もすでに70代に達したため、これは私自身の問題でもあるからです。

結論から言えば、すべてを決めるのは、本人の意思です。しかし、多くの方が決めるための知識や知見を持っていません。意思が定まらないのです。がんをどうやって捉え、それと自分の命とどう折り合っていっていいのか？　よくわかっていないのです。

ですから、本人も家族も、そして、治療する側の医師も迷ってしまいます。これでは、いい結果が出るわけがありません。

いまや日本人の「2人に1人ががんになる」と言われています。また、「3人に1人ががんで死亡する」とも言われています。そこで、本当にそうなのかと見ると、実際、その通りになっています。

がんの罹患率《りかんりつ》については、最新では国立がん研究センターの調査結果（2013年データ）がありますが、それによると、男性の生涯がん罹患リスクは63%、女性が46%となっています。男女合わせると55%ががんに罹患することになっているので、「2人に1人はがんになる」というのはその通りなのです。そして、この罹患率は高齢になればなるほど高くなります。

つまり、がんになったらどうするか？　どんな治療を受けたらいいか？　は、歳をとったらもちろんのこと、歳をとる前から考えておくべきことなのです。

それでは、「3人に1人ががんで死亡する」というのはどうでしょうか？　これは、厚生労働省が発表している「人口動態統計」で調べることができます。最新の2015年の調査結果によると、日本全体の死亡者数は129万444人で、そのうちがんによる死亡者数は37万346人となっています。割合にすると28・7%です。つまり、「3人に1人ががんで死亡する」というのも、おおむねその通りなのです。

いまや誰でも知っていますが、日本人の死因の第1位はがんです。がんで死ぬ人は年々増え続けています。

大学病院では、病院で死んだ患者さんを病理解剖しますが、ほかの疾患で亡くなられた高齢者の部位からがんが発見されることがよくあります。ということは、がんが直接の死因ではなくとも、多くの人ががんに罹るということです。

ただ、そのがんが生前、発見されるか発見されないかの違いだけとも言えるのです。

いずれにしても、これほどがんが私たちの暮らしに日常的に入り込んできた時代はありません。

ですから、がんになったらどうするか？　は、常日ごろから考えておくべきでしょう。

本書は、筆者の意見も交えて、がんとどう折り合って生き、そして幸せに最期を迎えるかを考えるための本です。

がんをいたずらに怖がってはいけません。むしろ、ここまで医学が発達し、治療法もある程度確立されたいま、がんになったら、それを積極的に受け入れるべきです。

そして、高齢者の方はとくに、がんになったらむしろ幸せと考えるべきです。なぜなら、がんは病気と言うより老化現象の表れですから、それを受け止めることで、苦しまずに穏やかに死を迎えることができるからです。

本書の内容が、読者の人生の参考になることができれば、筆者としては幸甚です。

医師・ジャーナリスト　富家　孝

プロデュース　山田　順
編集協力　㈱メディアタブレット
本文ＤＴＰ　川端光明

「医者と治療法の選択」から「最期の迎え方」まで
知っておくべき25のこと

手術するがん、しないがん

目次

【1】なぜがんは死因の第1位に?　がんは「老化現象」

「悪性新生物」が増えて「老衰」が減った理由

当たり前ですが、人間は寿命が尽きれば必ず死にます。ですから、死に原因がある、つまり、「死因」というのは本来おかしいと思わなければいけません。死は、老いれば自然にやってくるものだからです。

人間は事故や病気によっても死にますが、それは自然な死に方ではないわけです。したがって、私たちは自然に死んでいく、この世界からフェイドアウトしていくのが、本来の姿です。こういう死を、昔は「老衰」と呼んでいました。もちろん、いまもそう呼んでいますが、近年、老衰で死んだ人は、驚くほど少なくなっています。

次の【図表1】は、厚生労働省（以下、厚労省）が公表している「主な死因別死亡数の割合」です。これを見ると、現在、日本人の死因の第1位は悪性新生物（がん）で28・7％となっています。

【図表1】主な死因別死亡数の割合（平成27年度：2015年度）

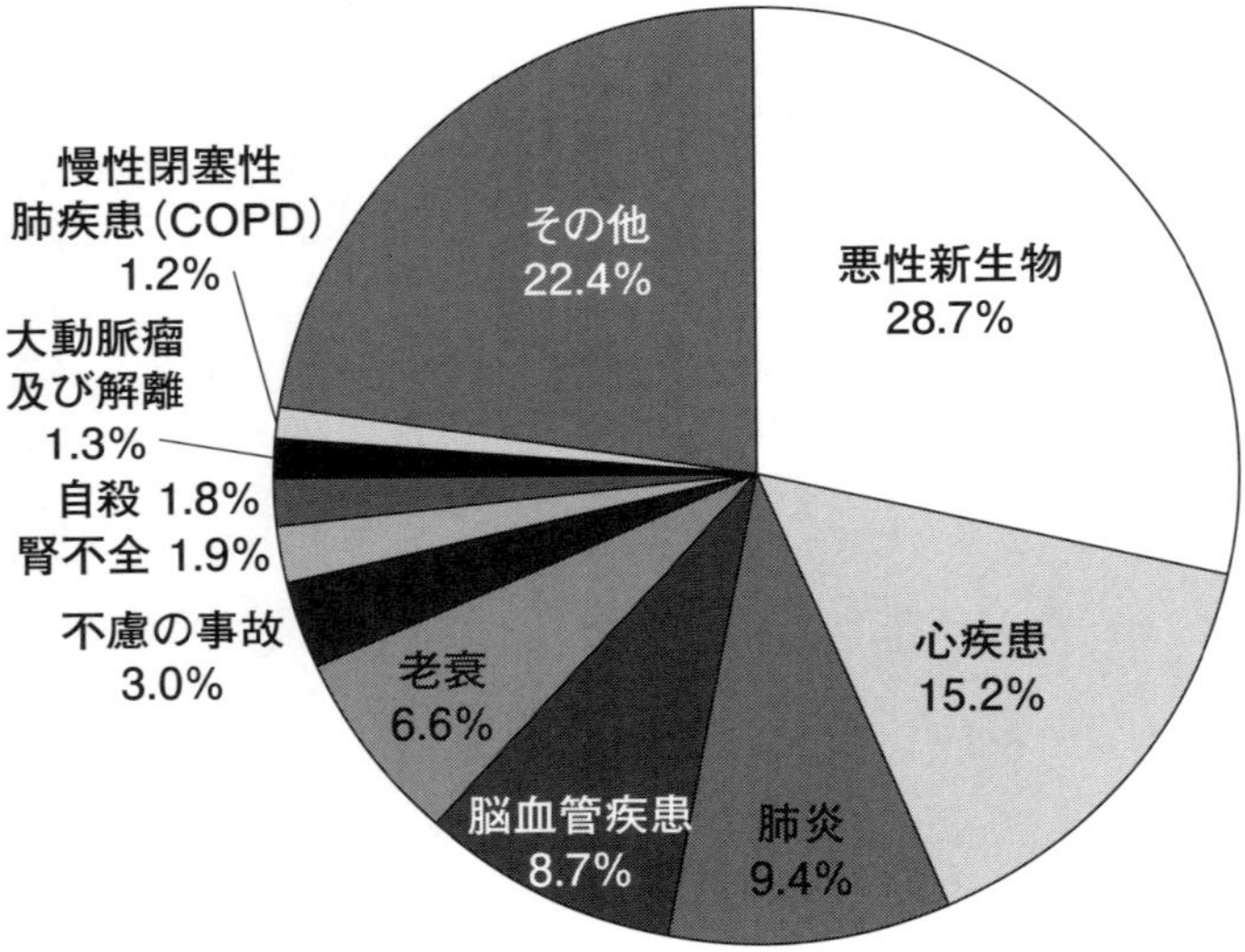

出典：厚生労働省「平成28年人口動態統計の年間推計」

第2位は心疾患《しんしつかん》で15・2%、第3位は肺炎で9・4%、第4位は脳血管疾患《のうけつかんしつかん》で8・7%です。そして、やっと第5位に老衰がきています。

つまり、現代は、人は自然に死ねなくなったということです。そうしたくても、そうはならないのです。なぜなのでしょうか？　それは、死因の第1位が、がんであることが端的に表しています。

この死因の第1位ががんであることを考えることが、今後、私たちががんとどう折り合って、寿命をまっとうしていくかの第1歩になります。

次の**【図表2】**は、厚労省が公表している「主な死因別死亡率（人口10万対）の年次推移」です。これは、主に上位4

【図表2】主な死因別に見た死亡率（人口10万対）の年次推移

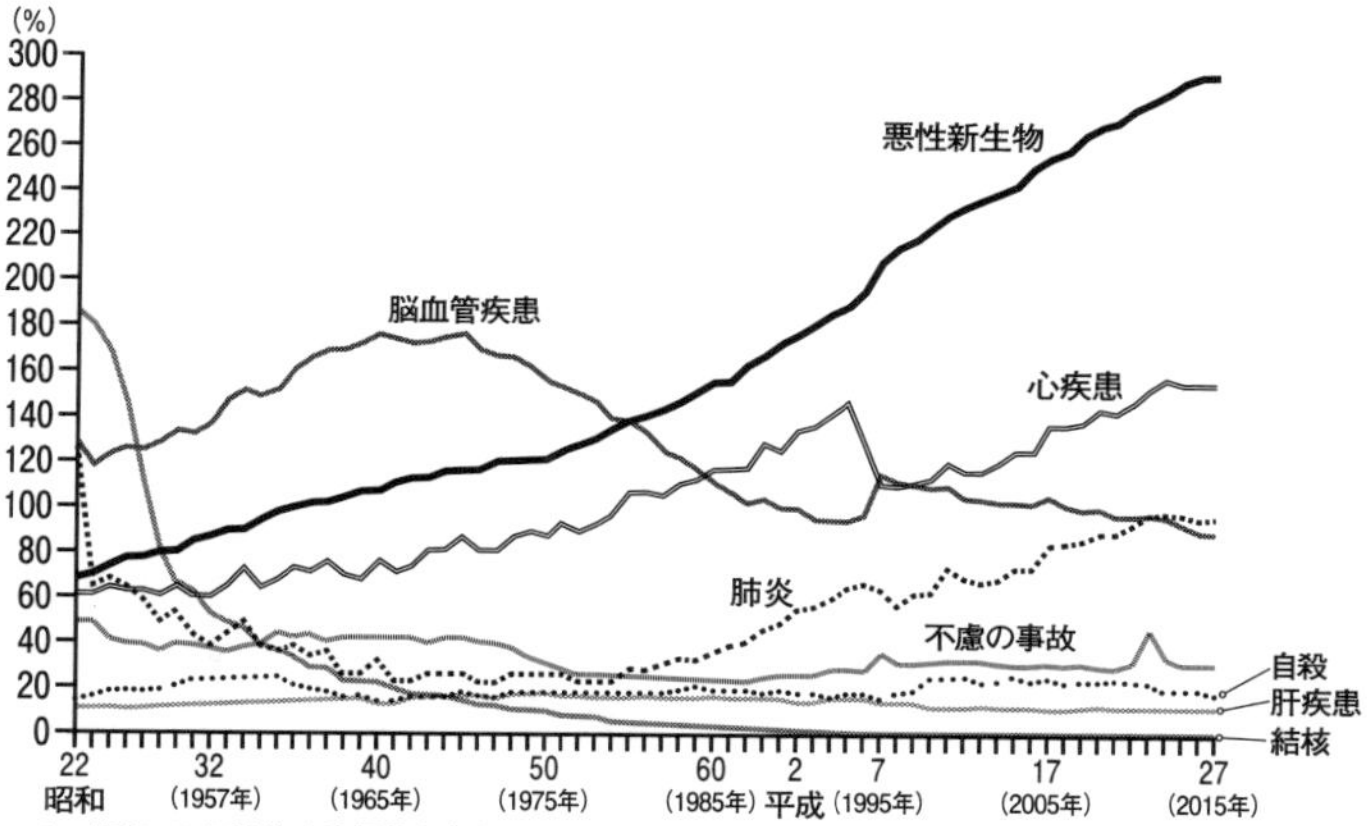

注：1　昭和47年以前は沖縄県を含まない。
2　平成6、7年の心疾患の減少は、新しい死亡診断書（死体検案書）（平成7年1月施行）における「死亡の原因欄には、疾患の終末期の状態としての心不全、呼吸不全等は書かないでください。」という注意書きの、事前周知の影響によるものと考えられる。
3　平成7年の脳血管疾患の増加は、平成7年1月からのICD-10の適用による死因選択ルールの明確化によるものと考えられる。
4　平成7年以降の「心疾患」は、「心疾患（高血圧性を除く）」である。

出典：厚生労働省「平成28年人口動態統計の年間推計」

つの死亡原因（悪性新生物、心疾患、肺炎、脳血管疾患）に関してグラフ化したものですが、がんだけがものすごいスピードで増加していることがわかります。

しかし、これは、がんで死ぬ人が増えていることを表してはいますが、がんそのものが増えているということにはなりません。

現代は、医学が発達し、ほとんどの病気が治せるようになりました。そのため、人が死んだ場合は、直接的な疾患の病名を死因とすることにしたのです。

つまり、病気ではない「自然死」＝「老衰」は、診断書に死因とあまり書かないようになったのです。私もこれまで何百も死亡診断書を書いてきましたが、

「老衰」と書いた例はあまりありません。がん、心疾患、肺炎などの直接的な死因が見つからなかった場合だけ、老衰とするからです。

がんは病気ではなく「老化現象」の表れ

医学の発達は、人間を自然に死なせなくなりました。自然にやせ衰えて、力尽きて死んでいく前に、なんらかの疾患が発見・診断されて、病院で治療を受けることになるからです。

たとえば、心筋梗塞《しんきんこうそく》や脳梗塞《のうこうそく》で倒れても、そのままぽっくりと逝《い》く例は少ないのです。たいていの場合、倒れた後、救急車で病院に運ばれ、運ばれた先の病院で高度治療が施されます。そうすると命は助かりますが、結果的にリハビリ生活になる例が多いのです。こうなると、介護施設や家族の介護を受けることになり、最終的に再度の発作などが原因で死んでいくことになります。がんの場合も同じです。発見後にほぼ間違いなく手術を受けることになり、回復しなければ、抗がん剤や放射線治療の副作用のなかで、病院や施設で死んでいくことになります。

がんの罹患率を見ると、高齢になるにしたがって上がっていきます。つまり、がんで死ぬ人が増えたのは、医学の発達とともに、人間の寿命そのものが伸びたからです。

日本人の平均寿命は、統計を見ると、１９４７年では男性が50・06歳で、女性が53・96歳です。それが、２０１６年になると、男性が80・98歳、女性が87・14歳と大幅に伸びています。**【図表３】**

【図表3】日本人の平均寿命の推移（1947〜2016年）

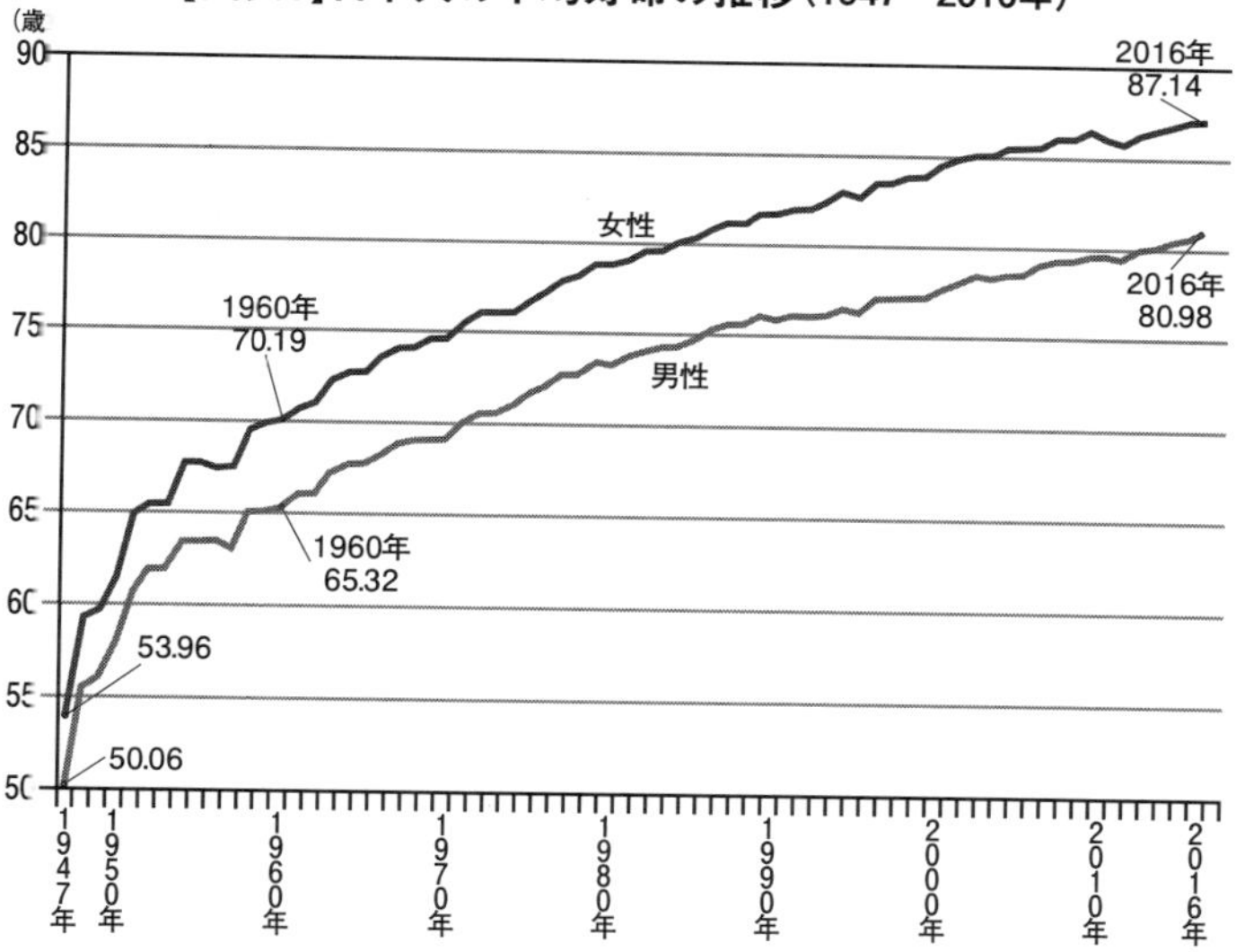

出典：厚生労働省「2016 年分の簡易生命表の概況」

は、日本人の平均寿命の推移（1947〜2016年）ですが、戦後の約70年間で約30歳も伸びています。

がんは、風邪やインフルエンザのようにウイルスが体の中に入って引き起こす病気ではありません。細胞そのものがミスコピーされてがん化し、それが何千回、何万回も繰り返されて増殖していくものです。したがって、いわゆる「がん」となるまでに何年も何十年もかかります。

ですから、人間の寿命が短い時代は、がんになる時間が足りないのです。

このように見てくると、がんは病気と捉えるより、「老化」と捉えたほうが合理的です。「老化現象」の表れと思っていいのです。

治療してもがん細胞をゼロにはできない

「はじめに」でも述べましたが、死んだ高齢者を解剖すると、多くの人にがんが見つかります。死因が老衰であっても、がんに冒されている人は多いのです。これは、それまで悪さをしなかったがん、発見できなかったがすでにできていたがんと考えられます。

つまり、がんは老化であって、それを治すことは現代の医学では不可能なのです。アンチエイジングの研究と医療は進んでいますが、人を若返らせることはできません。

このように、がんを老化と捉えれば、それを治すことはできないということになります。若いときのがんは別として、歳をとってからのがんは、ほかの病気の治療と同じように考えてはいけません。

治療して治す。そのように捉えると、不幸になるだけです。がんと言えば、ついこの前までは「不治《ふじ》の病《やまい》」とされてきました。それが、いまではがんにもいろいろな種類があり、手術などで治るケースもある。また、進行度によってはそれほど恐れるものではないというふうに、イメージが変わってきました。しかし、それでもなお「がんが治る」と考えるのは誤りです。治らないわけではありませんが、ほかの病気のように治るとは言えないのです。

がんが治るということに関して、はっきりした定義は存在しません。

医者は「治癒《ちゆ》」「完治《かんち》」「寛解《かんかい》」という専門用語を使いますが、ほとんどのケースで、症状が落ち着いて臨床的に問題がなくなる「寛解」までが精いっぱいです。ちなみに、「治癒」「完治」はほぼ同じ意味で、完全に治ったということです。

なぜ、完全に治ったと言えないかといえば、転移・再発の可能性を否定できないからです。手術後5年以上元気に暮らしたとしても、6年目に転移が見つかる可能性があります。ですから、それを完治とは呼べないのです。

結核やインフルエンザなどの感染症であれば、細菌やウイルスが体の中から消えれば、完治と言うことができます。しかし、がんは、細胞のミスコピーで生じるものですから、がん細胞が体の中からなくなることはないのです。

「5年生存率」はあくまでも統計にすぎない

人間の体は、約60兆個の細胞でできていて、毎日、新しい細胞が生まれては死ぬという代謝《たいしゃ》を繰り返しています。この細胞の中に、細胞の設計図である遺伝子（ＤＮＡ）があり、これが傷つくとミスコピーが起こって、それがガン細胞になります。ミスコピーされてできるがん細胞は、1日におよそ５０００個とされています。

体内にがん細胞ができると、その度に退治してくれるのが「ＮＫ細胞」（ナチュラルキラー細胞）

と言われる免疫細胞です。免疫細胞は、がん細胞を見つけると、まず自分自身の細胞かどうかを見極めます。そうして、自分自身の細胞でないと確認した時点で、がん細胞を殺すのです。

しかし、免疫力が低下すると、殺されるがん細胞が減り、がん細胞は増殖してしまうのです。老化は免疫力の低下ですから、がん細胞は確実に増加していくわけです。

よく早期発見が大事とされますが、がんは早期発見すれば治せるのか言われると、そうとは言い切れません。むしろ、検査で発見されたときは、すでにかなり進行していることのほうが多いのです。

これを、現代医学では、主に外科的手術で取り除いているわけですが、前記したように、がん細胞を根絶して、ゼロにすることは不可能です。

よく言われる「5年生存率」というのは、がんと診断された人のうち5年経過後に生存している人の割合が、日本人全体で5年後に生存している人の割合に比べてどのくらいになるかということです。これを「%」で表しています。つまり、１００%に近いほど治ったと言えるわけですが、あくまでも統計にすぎません。

ただ、医学的に、がんを取り除く処置をしてから5年経過後までに再発がない場合を、いちおう「治癒」とみなしているのです。最近では、「10年生存率」も公表されています。さすがに、10年経過後も再発がなければ「治癒」と言えるでしょう。

しかし、高齢者にとって、5年、10年というタームでの生存率は、それほど意味があるものではありません。

【2】「治る」「治らない」は初めから決まっているのか？

「治るがん」と「治らないがん」がある？

現在、日本では、毎年約100万人の方が新たにがんに罹《かか》り、約37万人の方ががんで亡くなっています。この100万人の方のほとんどが高齢者ですが、そのなかには、手術をして最新治療を施したのに亡くなってしまう人もいれば、同じような状況なのに、手術を拒否したために長生きする人もいます。また、驚くのは、がんがいつの間にか消えてしまったという報告もあることです。

いったい、なぜこのようなことが起こるのでしょうか？

残念ですが、これに医者は答えられません。人間は機械ではないし、またがんは一種の老化現象である以上、そういうものだとしか言えないのです。

しかし、がんになった患者さんは、医者に必ずこう聞いてきます。

「先生、私のがんは治りますか？」

また、こう聞いてくる患者さんもいます。

「先生、がんには治るがんと治らないがんがあると言います。私のがんはどっちなのでしょうか?」

一般的にがんは、その進行具合によって、「早期がん」「進行がん」「末期がん」の3段階に大別されます。そしてよく言われているのが、「進行がん」になると、がんはそれができた粘膜層を越えて筋肉層まで達しているため、治る確率が低くなるということです。さらに、末期がんになると、リンパ節や周囲の組織に浸潤《しんじゅん》し、他臓器にも遠隔転移しているので、さらに治る確率は低くなるということです。

また、ひと口にがんといっても、そのできる部位によって性質も、進行具合も異なります。

ただ、こうしたことをすべて踏まえたうえで、がんが治るか治らないかは、初めから決まっているという考え方があります。がんには、それ自体が持っている性質があり、治るか治らないかは、発見されたときの大きさや進行具合に必ずしも関係ないというのです。

すなわち、がんが発生したときのがん細胞の性質で、すべては決まっているというのです。

「がん」と「がんもどき」の2種類がある

このような「初めから決まっている」という考え方でいくと、がんには2種類しかありません。

1つは、進行して大きくはなりますが、周囲の組織には広がらず転移もしないがん。もう1つは、進行が速く、周囲の組織に浸潤し、転移もするというがんです。前者を〝悪さをしないがん〟で、後者を〝悪さをするがん〟と言うこともできます。

がんが発見されたら、外科手術によって患部を切除する。そして、その後は転移を防ぐために、抗がん剤治療や放射線治療を受けるというのが、いまのがん治療の常識的なパターンです。しかし、発見されたがんが、その性質によってどうなるのか決まっているとしたら、このような治療はあまり意味を持たないことになります。

こうした考え方を提唱し、一般的に広めたのが、ベストセラー『患者よ　がんと闘うな』(文春文庫、2000)などの著者・近藤誠医師です。彼の専門は放射線科なので、当初、この説は受け入れられませんでした。しかし、近藤医師は莫大な資料・文献を検証し、確固たるデータに基づいてこの説を唱えたので、いまではこの説を一概に否定できなくなりました。どちらかと言えば、私もこの説に共鳴しています。

現在、近藤医師のこの説は、「がん放置療法」と呼ばれています。がんになったら、むやみに治療する必要はないという、一種の運命論と言えます。つまり、がんは治療する必要はないというのです。

前述したように、がんには〝悪さをしないがん〟と〝悪さをするがん〟の2種類のがんがあるとしたら、放置するほかないというのです。そうして、〝悪さをしないがん〟ならば、命取りになるような〝悪さ〟はしないのだから問題はありません。しかし、〝悪さをするがん〟だった場合は、手術や処置をしても、浸潤や転移を繰り返す〝悪さ〟をするので、治ることはなく、残念ながら長生きは望めないというわけです。

近藤氏は前者のがんを「がんもどき」と呼び、後者のがんを「がん」としています。つまり、がんには「がん」と「がんもどき」があるというのです。

さらに具体的に言うと、「発見されたがんが、転移するがん幹細胞によるもの（＝がん）ならば、いくら早期でもそれ以前の段階で転移は起きているので、手術で根治することは不可能。逆に、転移する能力がないがん幹細胞によるもの（＝がんもどき）ならば、放っておいても「おでき」のようなものなので、慌てて手術や抗がん剤治療を受ける必要はない」ということです。

手術をしてかえって悪化させてしまうことも

がんに「がんもどき」と「がん」があるということは、じつは、がん手術を長年やってきた外科医なら、経験的にわかっていることです。

たとえば、年齢が同じで進行度が同じような食道がんの患者さんが2人いたとします。医者としては、この2人に同じような手術を施し、抗がん剤、放射線治療をします。

ところが、1人の方は、すぐに再発・転移し、残念なことに1年後には亡くなってしまいます。ところが、もう1人の方は5年生存率を超えて長生きし、その後もまったく元気なのです。

こういうことは、起こりえるのです。そこで、この差を考えてみると、やはりがんには2種類あり、亡くなった患者さんのがんは「がん」で、長生きした患者さんのがんは「がんもどき」と考えるしかないわけです。

私の知人のある消化器外科医は、かつてこんな話をしてくれました。

「治るか治らないかと聞かれたら、正直、わからないですね。だから、とりあえず手術するわけです。しかし、手術をしても浸潤・転移する患者はしますし、しない患者はしないのです。そこで、前者はがんの進行が速い、後者は遅いと考えてきました。

ただ、手術全般から言えるのは、体力のない高齢者の場合、手術をするとかえって症状を悪化させてしまい、急速に再発・転移して命取りになることが多いことです。医者としては少しでも長生きしてもらいたいと手術を勧めるのに、これが逆効果になってしまうんですね。

それでも手術が仕事なので、やめるわけにいきません。ただ、これまで手術してきて思うのは、治癒できたと言えるのは、たまたま進行が遅かったがんだったのではないかということです。だから、しないほうがいいと思うことがあります。とくに高齢者はそうです。

たとえば、77歳のある大腸がん患者が『もうこの歳だから手術はやめときます』と言うので、やめたことがあります。ステージはⅢで浸潤もしていたのですが、結局、94歳まで生きました。しかも、死因はがんではなく、脳梗塞でした」

ステージによって治るか治らないかを判定

医者の立場から言うと、がんにはがんとがんもどきがあるなどという話は、患者さんにはしづらいものです。また、したとしても、では「どちらか?」と聞かれたら、現代の医学では判定できないのですから、答えようがありません。

発見された腫瘍《しゅよう》に関して「悪性」か「良性」かは、細胞の生体検査(生検)で判定できますが、その腫瘍が将来なにをしでかすかはよくわからないと言っていいのです。

残念ながらいまのところ、がんの性質を最初に調べることはできません。したがって、ある程度の期間の経過を見て判定するほかないのです。つまり、結果論というわけです。しかも厄介なことに、最初は〝悪さ〟をしなかったがんが、なにかのきっかけで急に〝悪さ〟をし始めることもあるのです。

がんには、その進行度によって、ステージがあり、初期のステージ0から始まり、ステージⅠ、Ⅱ、Ⅲを経て終末期のステージⅣまで5段階で表されています。がんの種類によってステージの内容に多少の違いはありますが、進行度が高くなればなるほどステージが上がり、治すのが困難になります。終末期のステージⅣとなると、これは他臓器に転移している状態で、完治はほぼ無理です。

次の【図表4】は、大腸がんのステージと5年生存率を対比したものです。見ていただければわかるように、ステージが高くなるにつれて、がんは腸の粘膜を越えて固有筋層に達し、さらに漿《しょう》膜《まく》を突き破ってリンパ節へと転移していきます。

このように、がんはそのステージによって、ある程度治るか治らないかを判定できるわけですが、ことはそう単純ではないのです。ステージだけでは表せない「がんの悪性度」、つまり〝悪さ〟をするかどうかということがあるからです。

私の知人のがん専門医はこう言います。

「よく〝がんの顔つき〟と言いますが、経験を積んでくると、がんを見ることで、ある程度の悪性度が想像できます。ですから、ステージⅡでも、顔つきが悪いと、治癒は困難だと思うことがあります。

また最近では、がん細胞を詳しく調べることで、がんの悪性度を知ることが可能になってきました。増殖スピード、浸潤状況などの予測ができます。ただし、これはあくまでがんだからで、がんもどきかと言われると、なんとも言えません」

【図表4】大腸がんのステージと5年生存率

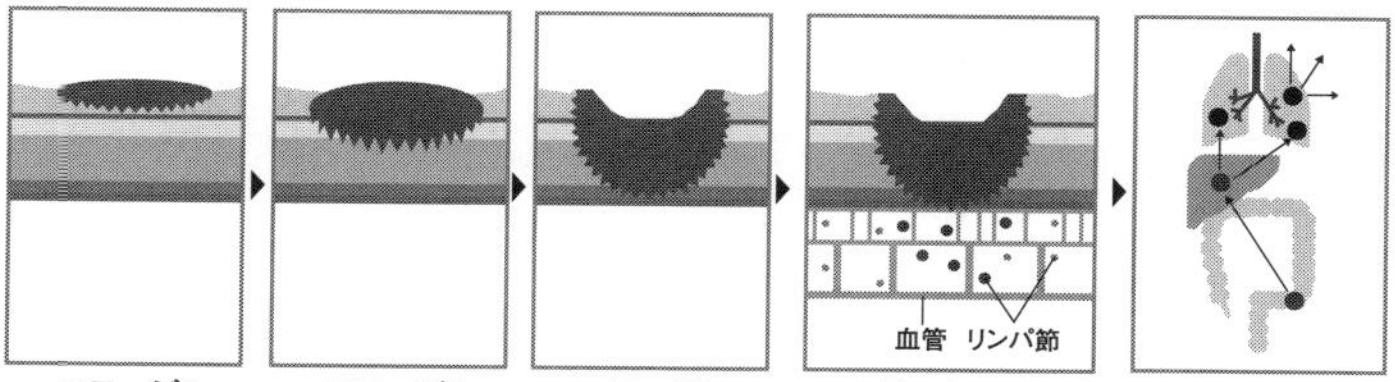

ステージ0	ステージⅠ	ステージⅡ	ステージⅢa	ステージⅢb	ステージⅣ
粘膜の中にとどまっている	固有筋層（筋肉の層）までとどまっている	固有筋層を越えて周囲に広がっている	3個以下のリンパ節に転移している	4個以上のリンパ節に転移している	肝臓や肺、腹膜など離れた臓器に転移している
5年生存率 94.3%	90.6%	81.2%	71.4%	56.0%	13.2%

低 がんの進行度 高

大腸壁の構造

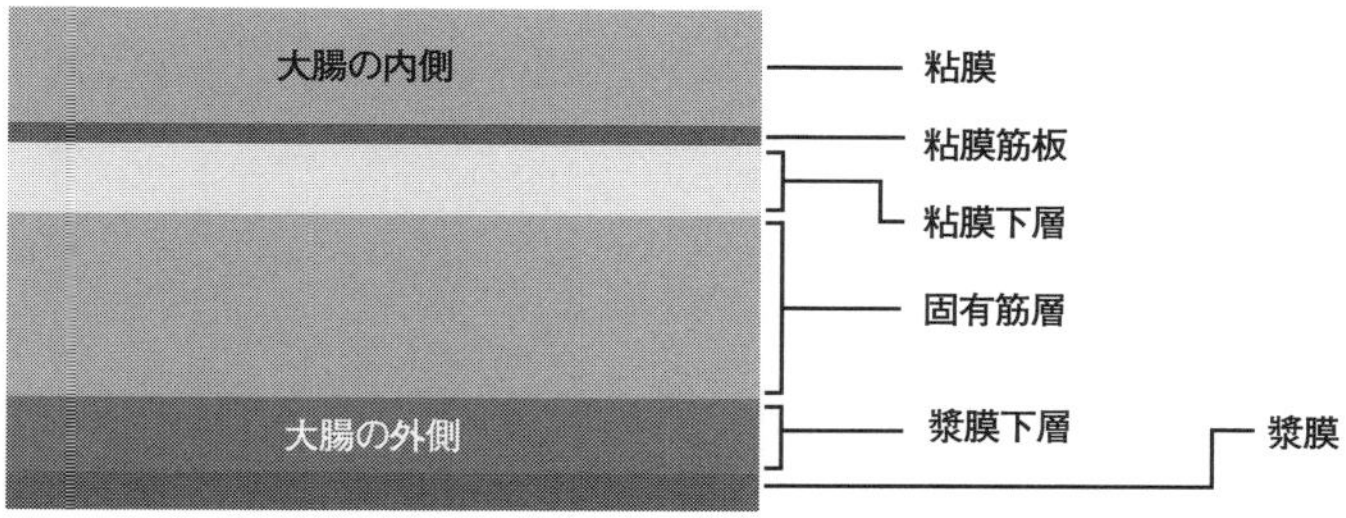

出典：独立行政法人国立がん研究センターがん対策情報センター

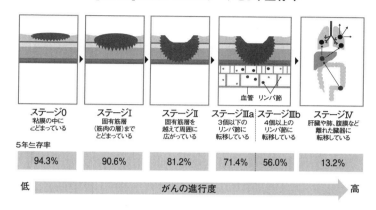

医者の責任回避、リスク回避意識が進んでいる

いずれにしても、ステージⅣとなると、これは、「周辺の組織に深く浸潤」「多数のリンパ節転移」「他臓器への遠隔転移」がある状態だから、ほぼ助からない。この3つがそろったら、医者はまず間違いなく「余命宣告」をすることになります。

ここからは、医者側の話になりますが、多くの場合、最近の医者は〝悪く言う〟ことに徹しています。ステージⅠで5年生存率が94％であっても、「手術をすればほぼ治りますが、6％の確率で死ぬこともあります」と言うのです。ステージⅠだろうと、術後に再発して全身転移で亡くなってしまうケースもあるからです。

もし、「間違いなく治ります」と言って治らなかった場合、訴えられる可能性があります。ですから、余命宣告はできるだけ短く言い、たとえば「半年です」と言って1年間生きてもらえれば、恨まれることはなく、逆に感謝されるからです。この辺のところは、**トピック【22】**で詳述します。

最近は、医者の責任回避、リスク回避意識が進んでいますから、たとえ大病院でも、難治性の患者さんは敬遠されます。患者さんに向かって「ほかの病院で検査を受けてください」と言う場合は、治癒が困難だとわかったからというケースが多いのです。要するに、うちでは手に負えませんと言っているのです。

公的資金の補助を受けている国公立病院や国公立大学の付属病院を除いて、多くの大病院は、患者の回転効率が経営に直結します。つまり、治せる患者がほしいというのが本音なのです。診察待ちの患者、入院待ちの患者をできる限り受け入れ、早く治してケリをつけたい。治る見込みのない患者さんはできる限り来てほしくないのです。

【3】どれだけの人が罹り、どれだけの人が死んでいくのか？

50歳まではがんをあまり気にしなくていい

ここでは、がんと年齢の関係及びがんの男女差を考えてみます。すでに述べてきたように、がんは一種の老化現象ですから、歳をとるにしたがい罹患率が高まります。

それも65歳以上、つまり高齢者となってから一気に高まるので、若いうちはほとんど心配するレベルではありません。次の【図表5】が、国立がん研究センターが公表している「がんの年齢階級別罹患率」です。

これを見ると、がんの罹患が高まるのは男女ともに45歳以降で、50歳を超えてから徐々に高くなっていくのがわかります。ただ、女性の場合30代から50代にかけて男性より罹患率が高くなっていますが、これは乳がんや子宮がんの影響です。また、女性は加齢とともに緩やかなカーブを描いていきますが、男性は60歳以降に急なカーブを描いています。

【図表5】がんの年齢階級別罹患率（全部位2012年）

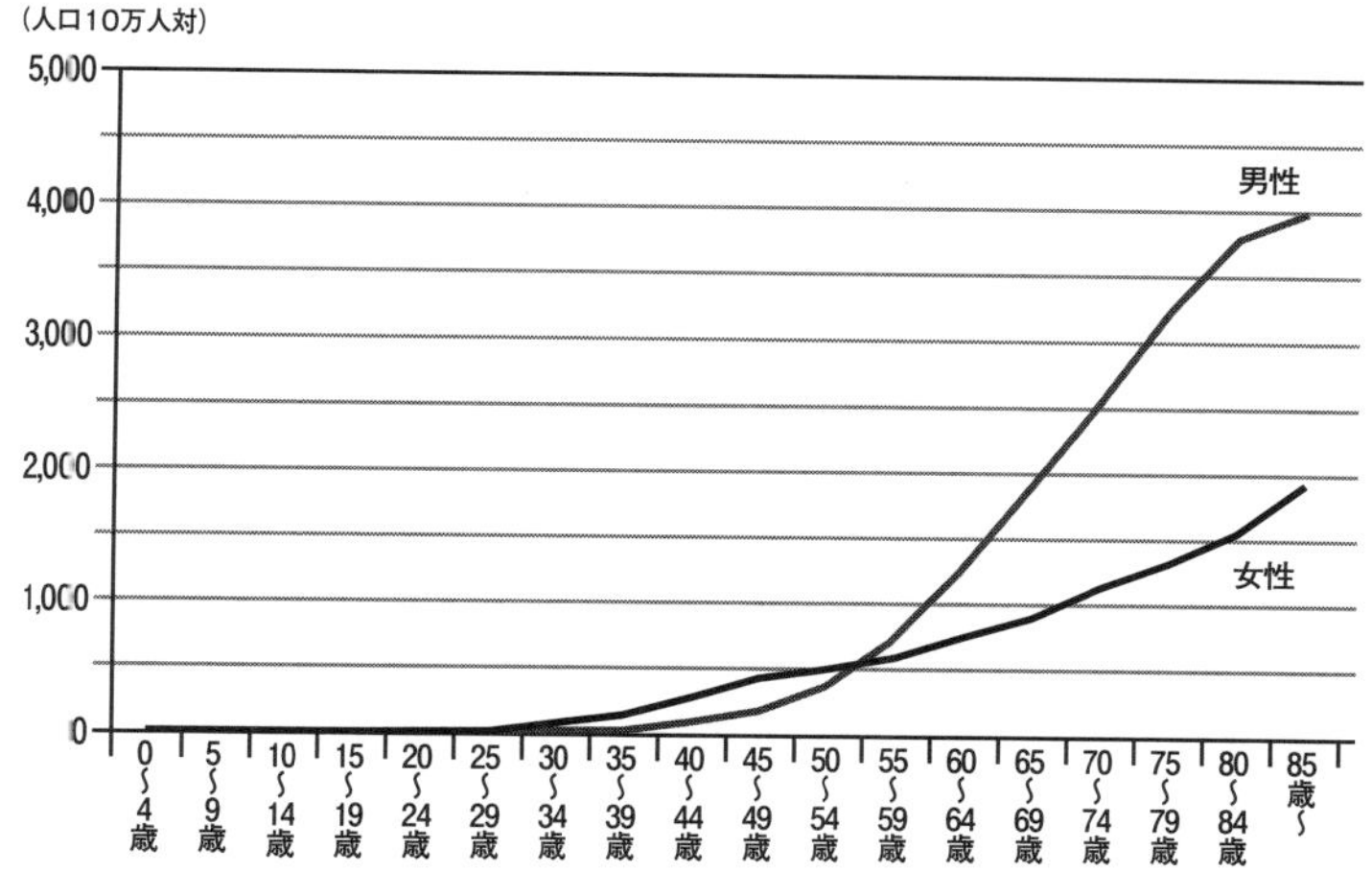

出典：独立行政法人国立がん研究センターがん対策情報センター

早期発見が大事とされ、現在、定期的ながん検診が国を挙げて奨励されています。後半の**トピック【18】**で詳しく説明しますが、検診の有効性はがんの部位によって異なり、また、それによって長生きしたという確かなデータはありません。

しかし、女性の場合は20〜30歳に1度は乳がんや子宮がんの検診を、男性は50歳をすぎたら検診を受けるのが望ましいと言えるでしょう。

現在の年齢から、将来何年後にがんに罹る可能性があるのかという統計データも公表されています。次の**【図表6】**がそれで、ご自身の現年齢から将来リスクを見ることができます。

たとえば、現在20歳の男性が30年後の50歳までにがんと診断される確率はわずか2％です。現在30歳の男性も50歳までにがんと診断される

【図表6】現在年齢別がん罹患リスク（2012年）

男性

現在の年齢	10年後	20年後	30年後	40年後	50年後	60年後	70年後	80年後	生涯
0歳	0.1%	0.3%	0.5%	1%	3%	8%	22%	42%	63%
10歳	0.1%	0.4%	1%	2%	8%	22%	42%		63%
20歳	0.3%	0.8%	2%	8%	21%	42%			63%
30歳	0.6%	2%	8%	21%	42%				63%
40歳	2%	7%	21%	42%					63%
50歳	6%	20%	41%						64%
60歳	16%	39%							63%
70歳	30%								61%
80歳									54%

女性

現在の年齢	10年後	20年後	30年後	40年後	50年後	60年後	70年後	80年後	生涯
0歳	0.1%	0.2%	0.6%	2%	5%	11%	18%	29%	47%
10歳	0.1%	0.5%	2%	5%	11%	18%	29%		47%
20歳	0.4%	2%	5%	11%	18%	29%			47%
30歳	1%	5%	10%	18%	29%				47%
40歳	4%	9%	17%	28%					46%
50歳	6%	14%	25%						44%
60歳	9%	21%							41%
70歳	13%								36%
80歳									29%

出典：独立行政法人国立がん研究センターがん対策情報センター

確率は2％です。つまり、男性の場合、50歳まではがんをあまり気にする必要はないのです。

どんな人ががんに罹りやすいのか？

もちろん気にしなくてもいいと言っても、男性の2人に1人（女性の3人に1人）ががんに罹るわけですから、若いころから、がんを予防するために食事に気を使ったり、適度に運動したりすることは大切です。喫煙は、間違いなくがんのリスクを高めます。

とは言っても、がんの最大のリスクはストレスで、ストレスの多い生活をすることが免疫力を低下させ、がん細胞を増殖させます。

それでは、いったい、どんながんに罹りやすいのでしょうか?

次の**【図表7】**が、がんの部位別罹患率（男女別）です。

これは、国立がん研究センターがん対策情報センターの「2017年がん罹患数予測」の1位から10位までをグラフにしたものですが、男性と女性では罹患する人数にも、がんの部位にも大きな違いがあります。

まず罹患者数ですが、男性57万5900人に対して女性は43万8100人で、約14万人も男性のほうが多いのです。

続いて部位ですが、男性は、胃、肺、前立腺、大腸の4つのがんが断トツで多く、その後は、肝

【図表7】がんの部位別罹患数予測（2017年・男女別）

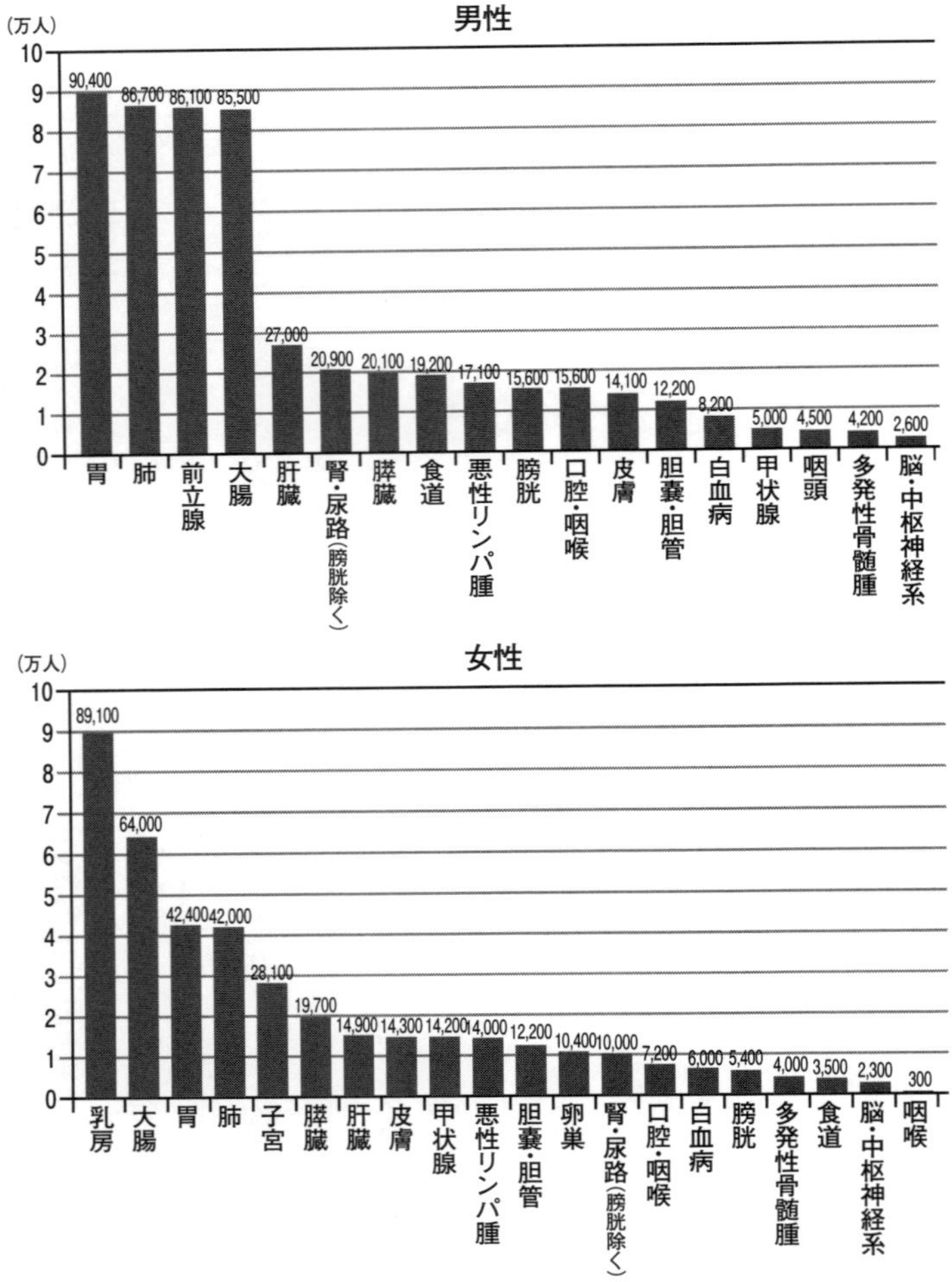

出典：国立がん研究センターがん対策情報センター「がん罹患数予測（2017年）」に基づいて作成

臓、腎《じん》・尿路《にょうろ》、膵臓《すいぞう》、食道、悪性リンパ腫、膀胱《ぼうこう》という順になっています。

これに対して女性は、乳房が断トツで多く、続いて、大腸、胃、肺、子宮、膵臓、肝臓、皮膚、甲状腺となっています。

男性の場合、前立腺がんは男性特有のもので、近年、検査法が進化して、発見される確率がぐんと高まったので3位になっていると言えます。女性の場合、特有のがんは乳がん、子宮がんですが、男性では上位にこない皮膚がん、甲状腺がんが多いのが大きな特徴です。

こうしたがんの部位別の特徴などに関しては、**トピック【10】**以降で詳しく説明していきますが、ここで、女性だけが罹患する子宮がんのうちの子宮頸がんに関して述べておくと、このがんは数多くのがんのなかでも例外です。なぜなら、このがんは発症のピークが20代〜30代だからです。20代女性のがん死因1位になっているのです。**トピック【18】**で詳述しますが、子宮頸がんだけに関しては、20代でも定期的に検診を受けるのが望ましいと言えます。

また、これも**トピック【11】**で詳しく説明しますが、胃がんのなかでも進行が早いスキルス性胃がんも、30代で発症する人が多いがんです。これも、男性より女性のほうが罹患率は高くなっています。

なぜ男性のほうが圧倒的に死亡率が高いのか？

次の【図表８】は、がんの年齢階級別の死亡率（男女）です。すでに述べたように、がんは歳をとるにしたがい罹患率が高くなり、それにともなって死亡率も高まります。したがって、【図表８】のグラフは、そのことを表しているにすぎません。

男女とも現在の平均寿命は80歳代ですから、ここで多くの人ががんで亡くなっていくというわけです。ただし、女性に比べると、圧倒的に男性の死亡率が高くなっています。

この死亡率を部位別に見ると、男性は、肺６％、胃４％、大腸３％、肝臓３％、膵臓２％という順で、女性は、肺２％、胃２％、大腸２％となっています。したがって、男女ともに「肺・胃・大腸」の死亡率が高いので、これを「３大がん」と言っています。

女性の罹患率１位の乳がんの死亡率が低いのは、手術による標準治療が確立され、生存率が大きく上がったからです。また、男性の罹患率１位の前立腺がんは、死に至るようながんではないからです。

前記したように、国立がん研究センターが公表したがんの罹患者数は男性57万５９００人、女性43万８１００人で、約14万人も男性のほうが多いわけですが、死亡者数も圧倒的に男性が多くなっています。男性が22万２０００人で、女性は15万６０００人となっていて、約７万人も多いのです。

【図表8】がんの年齢階級別死亡率（全部位2015年）

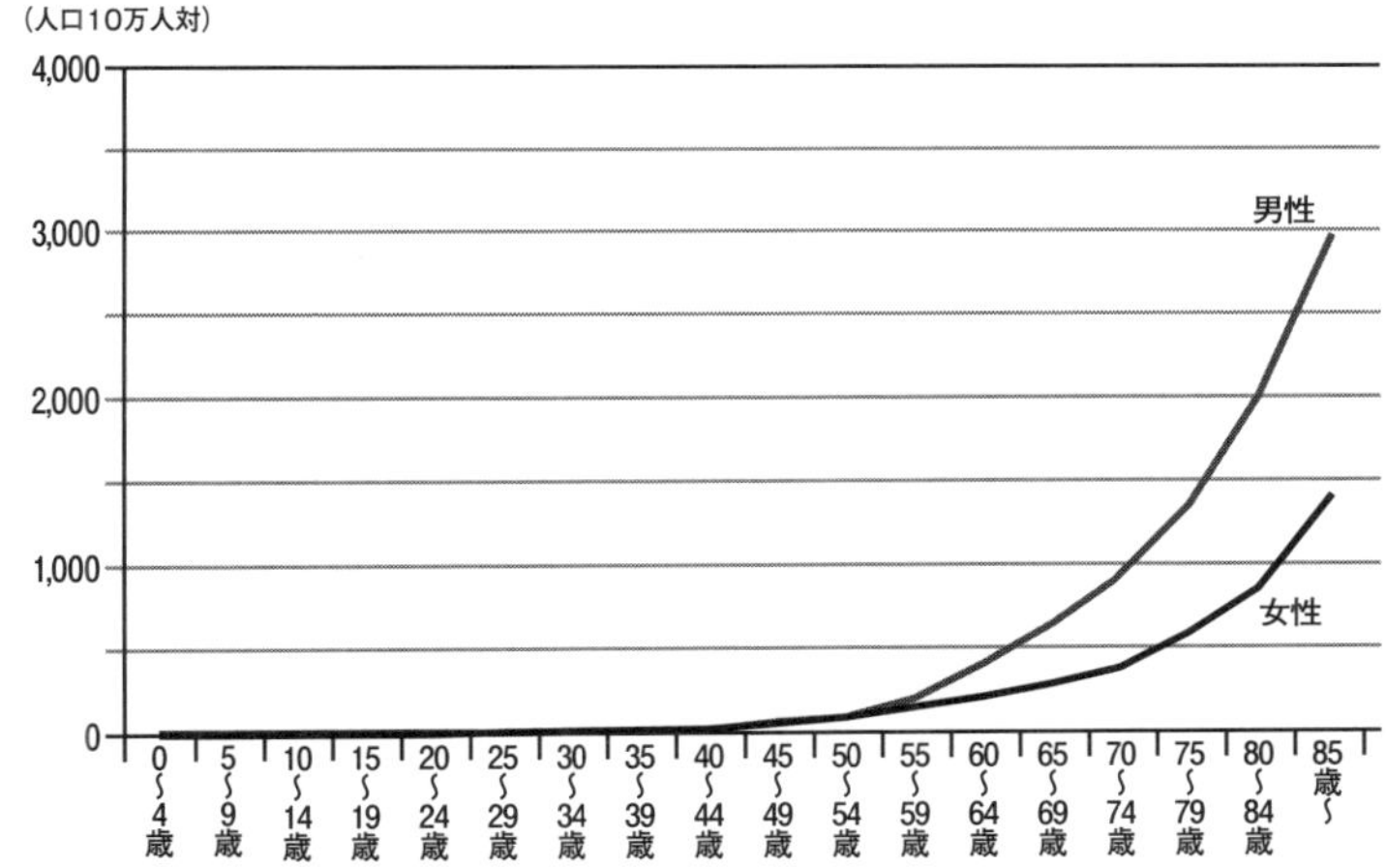

出典：独立行政法人国立がん研究センターがん対策情報センター

つまり、がんの罹患率、死亡率、死亡者数とも、男性のほうが圧倒的に高いのです。

これはいったいなぜなのでしょうか？

これに関しては推測でしか言えませんが、この推測はほぼ間違いないと思われます。どういうことかというと、女性に比べて男性は健康意識が低く、なおかつストレスが多い生活を送っているということです。まず、飲酒・喫煙は圧倒的に男性のほうが多いと言えます。仕事中毒、残業も女性より男性が多いはずです。

さらに、男性は食事の栄養バランス、カロリーなどに気を配りません。食材にこだわることはなく、暴飲暴食もします。また、いくら太ってもダイエットをやろうとしません。

これに対し、女性は美容と健康にもっとも気を使います。食材、栄養バランス、カロリー計算にこだわり、日頃から体型管理をして、ダイエットにも積極的です。

これだけの差が何十年も続けは、がんの罹患と死亡において大きな差がつくのは当然ではないでしょうか。

【4】生存率とはなにか？ 5年生存率と10年生存率

目安だがあくまで統計であることに留意を

がんの治療と切っても切り離せないことに「生存率」があります。よく「5年生存率」ということを聞くと思いますが、これは具体的にはなにを言うのでしょうか？

トピック【1】でも少しふれましたが、さらに詳しく言うと、生存率というのは、がんと診断されて治療を受けた人のうち5年経過後に生存している人の割合が、日本人全体で5年後に生存している人の割合に比べてどのくらいになるかということです。ただし、5年後に再発していても生きていれば生存とみなされます。これをパーセントで表すわけです。

つまり、100%に近いほど治ったと言えることになります。

昔はがん宣告ですらタブーで、たとえば肺がんの場合は「肺真菌症《しんきんしょう》ですね。肺にカビが生える病気です」と言い、胃がんの場合は「胃潰瘍《かいよう》です」と言って手術をしていましたが、いまは、患者さんに、がんのステージから治療法まで伝え、さらに目安となる生存率まできちんと伝えるようになりました。そのせいか、患者さんも生存率を大いに気にします。

しかし、これは統計であって、目安にはなりますが、人間みな違うので、生存率がそのまま自分のがんに当てはまるわけではありません。

末期でどうやっても助からない場合を除いて、統計の通りに人が生きたり死んだりするはずがないからです。それでも、80%と聞けばある程度安心できることは確かでしょう。

ただし、いちがいに生存率と言っても、じつは、調査対象者特性（性別や年齢）、がんの進行度などによってバラつきが出るうえ、統計をとっている病院ごとでも異なっています。たとえば、国立がん研究センター、がん研有明病院、聖路加国際病院、東京大学医学部附属病院などによって、みな少しずつ違っています。

また、生存率には「相対生存率」と「実測生存率」の2種類があり、一般的に言う生存率は前者を指します。実測生存率とは、死因に関係なくすべての死亡を計算に含めた生存率のことです。患者さんががん以外の原因で死亡していても、計算に含めることになります。

では、5年生存率はどのようになっているのでしょうか？

がんの部位別でまったく異なる「5年生存率」

国立がん研究センターは、2017年8月に、国が指定する「がん診療連携拠点病院」209施設の21万4469症例もの膨大な治療成績を分析した「5年生存率」を初めて公表しました。それによると、すべてのがんをまとめた生存率は65・2%。性別の割合は男性が58%、女性が42%です。診断時の年齢は、男女とも70歳代がもっとも多く、70歳代、80歳以上を合わせると約47%の割合です。つまり、高齢でがんに罹っても、半数の人は、5年間は生存しているということです。

次の【図表9】と【図表10】は、そのデータをがんの部位別、ステージ(病期)別にまとめたグラフです。

部位別で生存率がとくに高かったのは、前立腺がんの97・7%、乳がんの92・7%、子宮体がんの82・8%。胃がん、大腸がん、子宮頸がん、膀胱がんの各がんは、それぞれ70%台となっています。乳がんの生存率が高いのは、検診を受ける人が増え、ステージⅠ、Ⅱで発見されることが多くなったことと関連しています。これは、前立腺がんにも言えることです。

逆に生存率が目立って低かったのは、膵臓がんの9・9%で、膵臓がんは難治性がんの代表です。見つかった時点で、手遅れという例が多いのです。次いで肝臓がんが38・5%、肺がんが39・1%となっています。

国立がん研究センターの統計と並んで、一般的によく使われているのが全国がんセンター協議会(全がん協)のデータです。これは、全国32の医療機関の症例から算出されており、全がん協のH

【図表9】主要5部位病期別生存率（院内がん登録2008年）

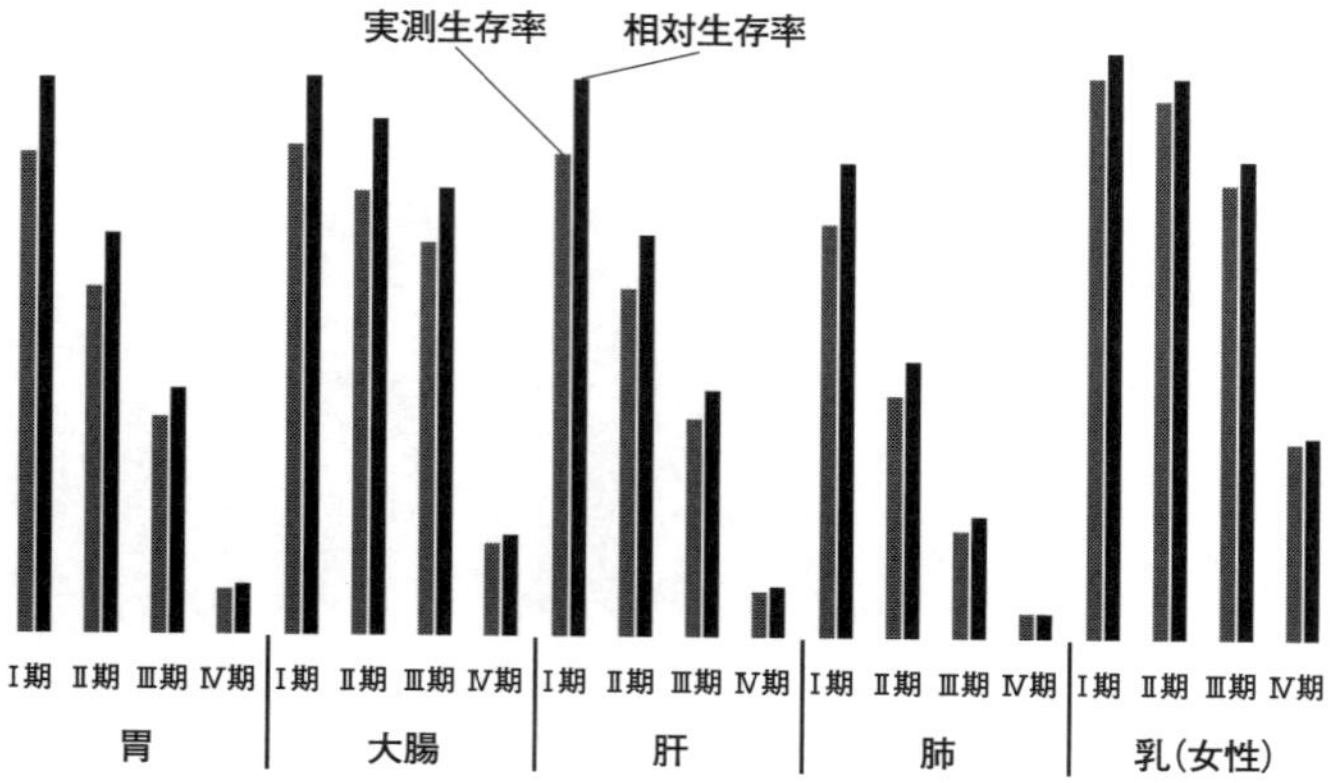

【図表10】その他部位病期別生存率（院内がん登録2008年）

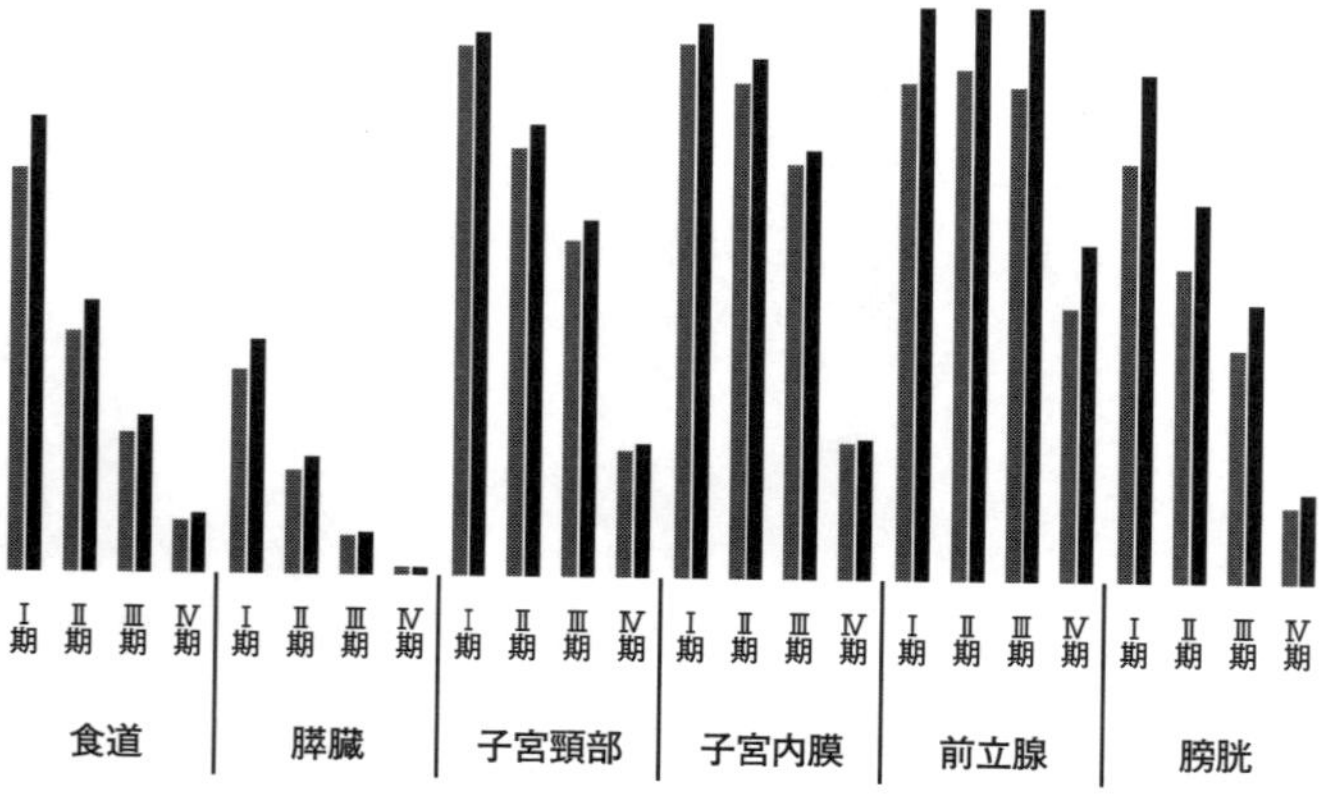

出典：図表9、10とも国立がん研究センター

P（http://www.zengankyo.ncc.go.jp）で公開されています。検索ページでは、自らが知りたい条件を入れて検索すれば、個別の生存率を知ることができるようになっています。

統計とはいえ、がん患者さんにとっては5年生存率を知ることは重要です。とくに高齢者の場合は、その数値を知ることで、残された時間をどう過ごすかを考えることになるからです。数値が悪いからといって悲観することはありませんが、それでも、数値が低ければ、治療の選択は変わります。生存率が低いがんでしたら、あえて手術は受けず、元気でいられる期間をへて終末期の緩和ケアを選択するようなことを考えるべきです。

がんは、いきなり襲ってくる心筋梗塞や脳卒中と違い、最後の時間が与えられる病《やまい》なのです。

「5年生存率」より「10年生存率」が重要

どれくらい生きられるか? その目安として5年よりも長い期間のデータのほうが重要でしょう。5年より長い期間、たとえば10年のデータがあればと患者さんは願います。そのため、いまでは「10年生存率」が集計されるようになりました。

全がん協は、国立がん研究センターを通して、2016年1月、初めて10年生存率を発表しました。このデータは10年間の追跡調査の結果ですから、極めて重要です。

まず注目したいのが、集計したすべてのがんの全臨床病期の10年生存率が58・2%だったということです。がん患者の半数以上の方が、なんと10年以上も生きているわけです。つまり、がん発症以降の人生は想像以上に長いと、これで考えられます。

もちろん、これはがんの発症部位、ステージによって大きく異なります。ではどんながんが生存率が高かったのでしょうか？

生存率が90％以上だったのは、甲状腺がんで90・9％。病期ごとの生存率はステージⅠ・Ⅱが100％で、ステージⅢが94・2％、ステージⅣが52・8％です。つまり、甲状腺がんは、深刻になるようながんではないと言えます。

甲状腺がんに続くのが、前立腺がんで生存率は84・4％。前立腺がんは早期発見がしやすいがんの代表で、5年生存率でもこのことは表れています。

その一方で、10年生存率が低いがんがあります。食道がんは29・7％、胆がん（胆嚢《たんのう》・胆道《たんどう》がん）は19・7％、膵臓がんは4・9％となっていて、これらのがんは、難治性のがんと言えます。難治性であることは5年生存率でも表れていて、たとえば、肝がんは5年後の生存率も32・2％と低いのですが、10年になると15・3％と、半分以下に激減しています。

次の【図表11】ががんの部位別10年生存率です。ここに5年生存率を加えましたので、比較してみてください。

それでは、よく言われる「5大がん」（死亡者数が多い五つのがん：胃がん、肺がん、大腸がん、肝

【図表11】がんの部位別10年生存率

	病期				全体 （　）は5年
	Ⅰ期	Ⅱ期	Ⅲ期	Ⅳ期	
食道	64.1	36.9	15.4	4.8	29.7(38.1)
胃	95.1	62.7	38.9	7.5	69.0(70.9)
結腸	98.6	85.2	74.8	8.7	70.6(72.0)
直腸	94.1	83.3	63.0	6.0	68.5(72.2)
大腸	96.8	84.4	69.6	8.0	69.8(72.1)
肝臓	29.3	16.9	9.8	2.5	15.3(32.2)
胆嚢・胆道	53.6	20.6	8.6	2.9	19.7(23.6)
膵臓	29.6	11.2	3.1	0.9	4.9(6.5)
喉頭	93.9	63.0	53.0	54.1	71.9(81.2)
肺	69.3	31.4	16.1	3.7	33.2(39.5)
乳房	93.5	85.5	53.8	15.6	80.4(88.7)
子宮頸	91.3	63.7	50.0	16.5	73.6(78.0)
子宮体	94.4	84.2	55.6	14.4	83.1(83.8)
卵巣	84.6	63.2	25.2	19.5	51.7(59.2)
前立腺	93.0	100	95.6	37.8	84.4(87.4)
腎・尿管	91.3	76.4	51.8	13.8	62.8(65.9)
膀胱	81.4	78.9	32.3	15.6	70.3(74.1)
甲状腺	100	100	94.2	52.8	90.9(92.4)
全体	86.3	69.6	39.2	12.2	58.2(63.1)

出典：国立がん研究センター、単位は％

がん、乳がん）はどうでしょうか？

胃がんと大腸がんは、前者は5年生存率が70・9％、10年生存率が69％。後者は5年生存率が72・1％、10年生存率が69・8％とほぼ横ばいです。

乳がんは5年生存率が88・7％、10年生存率が80・4％と下がってはいますが、生存率が高いがんということが言えます。ところが、肺がんは39・5％から33・2％、肝がんは前記したように32・2％から15・3％と下がっています。

5年生存率だけでは安心できないということです。

【5】医者はいつでも切りたがるは本当か？

外科医は手術をするのが仕事と考えている

がんと言えば手術。ともかく、手術してがん病巣を切除してしまう。それがいちばんだと信じられていた時代が長く続いてきたのが、日本の医学界です。これを「手術偏重主義」と呼びます。

手術においては、なにがなんでもきれいに取り除くことが第一とされます。まず、がんの病巣を切除し、その臓器の周辺組織やリンパ節に転移があれば、一緒に切り取ります。こうすれば、その後の再発と転移を抑えられ、完治する確率が高くなると信じられてきたのです。

しかし、手術はがんの3大療法とされる「化学療法」（薬物療法）「放射線療法」「手術療法」の1つにすぎません。しかも、体にメスを入れて切るわけですから、創部（キズ）の治癒や全身の回復にある程度時間がかかり、切除した部位によっては臓器や体の機能が失われることもあります。

さらに、手術をしたことで、それまでおとなしかったがんが暴れ出してしまうということもありえるのです。

こう考えると、とくに高齢者の場合は、今後の人生を見据えて、手術をしないという選択もあるわけです。

ところが、外科医は手術をするのが仕事と考えているので、がんとなると、ほぼ間違いなく手術を勧めます。がん専門医の第1の目標は、手術した後に5年間延命させることができるか、つまり5年生存率のクリアです。患者さんの手術後の生活を真剣に考えているわけではありません。

また、患者さんのほうも、手術すればがんは治る。元の健康な体に戻ると考えています。この〝悲しい誤解〟が、無用な手術を助長させるのです。

なぜ医者は切りたがるのか？　2つの理由とは？

「医者はいつでも切りたがる」と、よく言われます。私も、手術を勧められた患者さんから、「断りたいのですが、どうしたらいいでしょうか?」という相談を受けることがあります。

たしかに、医者は切りたがります。

その理由は、主に次の2つです。

1つ目は、病院経営の観点から、手術はほかの治療法よりも儲かるからです。医師の給料や病院の運営費は、患者さんに対して行われた医療行為に対して、その点数で支払われます。これを「診療報酬」と言い、1点が10円です。たとえば、胃がんで胃を全摘する開腹手術の場合の点数は6万9840点です。1点が10円ですから、この総費用は69万8400円となります。

さらに、同じ手術を腹腔鏡で行った場合の点数は8万3090点で、病院には83万900円が入ってくるわけです。したがって、いまでは腹腔鏡手術のほうが主流になっています。これは、次の**トピック【6】**で詳述しますが、この腹腔鏡手術が2つ目の理由に結びついています。

医者が切りたがる2つ目の理由は、外科医の場合、手術をやってナンボだからです。手術の回数をこなし、なおかつ難易度の高い手術を成功させることで、外科医としての評価は上がります。

再度、胃がんの手術で説明しますと、現在、年間20万件以上行われている胃がん手術で、まだまだ腹腔鏡手術はマイナーです。ところが、腹腔鏡手術は患者さんのニーズが高いため、若手の外科医にとってマスターしたいマストの手術となっているのです。

つまり、患者のためにではなく、自分のために手術をしているのです。

現在、腹腔鏡手術が主流になっているのが、前立腺がんですが、下手な医者にかかるとかなりの確率でED（勃起不全）になってしまうと言います。前立腺がんは、緊急で手術が必要ながんではないので、医者が言うままに手術をするのは考えものです。

なぜ手術をするとがんが悪化するのか？

手術をすることが、かえってがんを悪化させてしまうことがあります。どんな手術でもリスクがあります。どんなクスリにも副作用があるように、手術にも副作用があると考えていいのです。それが、がんが暴れ出すということです。外科医なら経験から知っているのですが、手術をした後、なぜかがんが暴れ出して、手術前より症状が悪化してしまうことがあるのです。

なぜ、こんなことが起こってしまうのでしょうか?

よく言われているのは、開腹することで体の内部が空気に触れて酸化するということです。がんは体内が酸化して、免疫力が衰えることで発症し、それにともなってがん細胞が増殖していくとされます。したがって、手術は人体を切り開き、内臓器を空気にさらすことですから、必然的に体を酸化させてしまいます。

また、手術には酸化力の強い麻酔剤の投与が不可欠です。さらに手術後は、たいてい抗がん剤が投与され、場合によっては放射線治療も行われます。これらはみな、体内の酸化を招くのです。

その結果、人体はよりいっそう酸化し、いっそう発がんしやすい状況を体内につくり出してしまうと言うのです。

外科医の腕が下手だったらというリスク

手術のリスクとしてもう1つ重要なことは、その成否が医者の腕に依存しているということです。

このことをはっきり言う医者はいないでしょうが、手術が上手いか下手かで、術後の状況は大きく異なります。

下手な医者にかかると、初期のがんであっても手術に失敗することがあるのです。

たとえば、直腸がんの手術で、周囲の神経組織まで切ってしまい、その後ＥＤになってしまったとか、肺がんの手術で頸動脈を傷つけてしまい、上半身に麻痺《まひ》を起こしてしまったとか、手術のミスは枚挙に暇《いとま》がありません。ＥＤといえば、前立腺がんの手術では下手な医者にかかると、ＥＤになる例が多いのです。

とくに若い医師は、「がんが小さくて本当にラッキーです。手術はすぐに終わりますから、心配はいりません」などと言って手術をした後、患者の様子が変だとパニックに陥ります。術後に肺炎を発症したりする例はよくあるのですが、こういうのは手術のミスによるところが大きいのです。

また、たとえ手術が成功したとしても、胃や肺などの臓器を切除すれば、当然ですが、その後の生活に与える影響は大きいのです。いちばん大きい問題は、患者さんが自身でものを食べる力をなくしてしまうことです。

正直言って、手術をしてみないと、わからないということがけっこうあるのです。たとえば、胃がんや食道がんの手術後に経過が思わしくないと、胃瘻《いろう》をつけることを勧める医者がいます。しかし、後のパートで詳述しますが、いったん胃瘻をつけてしまうと回復はほとんど期待できません。

また、外科医なら誰でも知っていますが、いくら診断が正確でも、手術をして開けてみないと、実際のところ、がんの状態がどうなのかはっきりわからないということです。とくにリンパ転移などは、開腹してみて初めて、ここにもあったなどということがわかるのです。

ところが、手術下手な医者だと、これを見落として切り忘れ、あとでがんが暴れ出すというようなことが起こるのです。それに、いくら手術をして患部を切除しても、がん細胞は体内を回っているわけですから、見えないがんまで叩くことは不可能なのです。

それでも多くの医者は、局所的に手術が可能だと判断したら、切りたがります。というのは、外科医は、患者さんにとってどうすればいいのか、どの治療法がベストなのかを総合的に知っているわけではないからです。

手術をするのか？　それとも別の治療法を選択するのか？　また、末期なら緩和医療だけにするのか？　などは、結局は患者さんの意思次第です。

手術をするならその目的を明確にすること

がんの治療でもっとも重要なのは、なんといっても、その治療法の目的です。手術をするなら、その目的はなんなのか？　患者さん自身が明確にすることがいちばんです。

たとえば、高齢で体力がないところに末期がんの手術をするのは、死期を早めるだけでしょう。

がんの部位にもよりますが、末期で治癒が不可能ならば、手術より緩和ケアを選択したほうが、残りの人生はより豊かになります。

また、初期がんでなんの自覚症状もなく、悪さをしていないがんの場合も、無理して切る必要はないかもしれません。がんもどきかもしれないからです。

ただし、こういう患者さんがいました。

「先生、そうは言っても、がんと診断された以上、それを体内に持っていることを考えると、私は精神的に耐えられません。だから、手術してもらいます」

これはこれで1つの正しい選択です。目的がはっきりしています。

現在、がんの治療法は多岐にわたっています。手術しなくとも、ピンポイントで患部に照射してがんを小さくする重粒子線《じゅうりゅうしせん》治療などという治療法もあります。

しかし、医者はそれらの治療法をすべて知っていて、そのうえで手術を勧めているわけではないのです。

いずれにしても、臓器摘出による後遺症の苦しみや延命効果のない手術は、無駄だと言えます。手術をしたことを後悔している患者さんは、意外に多いのです。

食道がん、胃がん、大腸がん、肺がん、乳がんなどは、現在、手術による標準治療が確立されています。しかし、年齢、進行度などを加味して、手術をするべきかどうかは、医者と相談して判断するべきです。その意味で、1人の医者だけの見解に頼らず、セカンド・オピニオンを聞くことも大切です。

医者の立場から言わせていただくと、手術は怖いものではありません。ただし、なんでもかんでも手術するという「手術至上主義」は、手術そのものより怖いのです。

【6】手術するなら開腹手術？　それとも腹腔鏡手術？

人気だが手術下手な医者がやると危険

近年のがん手術の主流といえば、「腹腔鏡《ふくくうきょう》手術」です。

この手術は、腹部に5～10ミリ程度の孔《あな》を数カ所開け、そこからカメラ、電気メス、手術器具を入れて、モニターに映し出された映像を見ながら行うというものです。従来の開腹手術と異なり、傷口が小さくてすみ、また、術後の回復や感染症予防にもいいので、患者さんには人気です。

そのため、外科医のなかには、腹腔鏡手術ができることを自慢する者がいます。また、病院のなかには、腹腔鏡手術ができることを宣伝して集客しているところがあります。メディアも、「腹腔鏡手術の名医」などとして、何人かの医師を紹介したりしています。

そのため、胃がんや大腸がんの手術では、いまでは半数以上が腹腔鏡で行われるようになってきました。また、食道がん、乳がんでも普及し、最近では、肝臓がん、胆嚢がん、膵臓がん、前立腺がんなどでも、腹腔鏡手術を選択する医師が多くなっています。
しかし、この手術は外科医の腕によって結果が大きく異なります。つまり、手術が下手な医者がやると、患者さんを危険な目に遭わせる可能性が高まるのです。

実際のところ、開腹手術であれば肉眼で見ながら患部の切除ができます。しかし、腹腔鏡の場合はカメラを〝目〟の代わりにするので、この点だけでも、医師の腕が問われるのです。

がんのなかで、肝臓がん、膵臓がん、胆嚢がんの3つ、いわゆる「肝胆膵《かんたんすい》がん」の手術は、がんの手術のなかでも難易度が高いものです。肝胆膵がんの手術は、開腹手術でも一歩間違うと合併症が起こる可能性があります。ですから、これを腹腔鏡で行うことは、相当な技術と経験が必要です。

ところが、そんなことはおかまいなしに、ともかく腹腔鏡手術をやってしまう医者がいるのです。

手術ミスでなんと18人を〝殺した〟医師

手術が下手な医者が腹腔鏡手術をしたために、患者さんが亡くなってしまった。そんな医療過誤事件が、2014年に相次いで発覚しました。1つは群馬大学医学部附属病院で、もう1つは千葉県がんセンターで起こりました。

まず群馬大学のケースですが、ここでは、腹腔鏡による肝臓手術を受けた患者さん8人（男5人、女3人）が、術後4カ月以内に次々に死亡していたのです。手術は、すべてS医師という1人の医師が行っていました。また、その後の調査で、肝臓の開腹手術でも死亡者が10人も出ていることが発覚しましたが、この手術もまた同じS医師が行っていたのです。

なんと、このS医師は、合計で18人の患者さんを〝殺していた〟わけです。これほど手術が下手な外科医がいること自体、信じられないことです。事件発覚後、遺族はS医師を訴えましたが、その過程で弁護団がS医師の手術映像を専門家に検証してもらいました。その判定は、医者の私でも驚くべきものです。「術野も出血で汚染されており、血の海の中で手術をしているような状態」「無用に肝臓に火傷《やけど》させるなど愛護的操作がない」などというものだったからです。

しかし、患者さんにとって、自分の執刀医となった医者の技量を事前に知ることができるでしょうか？　おそらく、病院関係者になんらかのコネがない限り、できないと思います。そう考えると、多くの患者さんにとって、手術はギャンブルと同じなのです。

とはいえ、この医療過誤事件は、このS医師個人の責任問題に帰すべきものではありません。なぜなら、これだけ手術ミスを繰り返した死亡例があれば、院内ではすでに多くの人間が気がついていたはずだからです。

さらに、S医師の腕が悪いことは、上司をはじめ周囲はみな知っていたはずです。したがって、そんな医師をずっと放置していたほうが問題なのです。

ところが、群馬大学医学部が公表した最終報告書は、このことを曖昧《あいまい》にし、「システム上の問題の方が大きかった」とだけ結論づけたのです。ミスが続いたあとも再発防止策が取られることなく、S医師による手術が行われていたことが大問題だったわけですが、それに対する反省はほとんどありませんでした。

このような無責任体制で、隠蔽《いんぺい》体質を持っている病院で手術を受けるということは、その手術が開腹であろうと腹腔鏡手術だろうと危険なのは言うまでもありません。

なお、この群馬大学医学部のケースは、事件発覚の発端になるスクープ記事を書いた読売新聞医療部の高梨ゆき子さんの著書『大学病院の奈落』（講談社、2017）に詳細に記されています。

内部告発があったのに隠蔽された千葉の事件

千葉県がんセンターの場合も、問題は同じです。腹腔鏡手術で死亡した患者の数は11人、うち8人を同センターのエースと言われていたA医師が執刀していたのです。つまり、この医師もまた手術が下手だったわけです。

この事件が明るみに出たのは、2014年4月に週刊誌の『週刊朝日』（2014年5月2日号）が記事にしたからでした。その後、事件は大きく報道され、腹腔鏡手術は一歩間違うと危険だということが広く知られるようになりました。

事件が報道されるに及んで、日本肝胆膵外科学会は、千葉がんセンターの「修練施設」（難手術を行う施設）の認定を取り消し、同時にA医師とその上司にあたるB医師が持っていた「指導医」の資格も取り消しました。

後でわかったのですが、A医師とB医師は、患者が死亡した手術について学会に報告せず、成功した事例だけを報告していました。

じつは、A医師は膵臓がんの「腹腔鏡手術の第一人者」として、メディアにも取り上げられていました。外部の評判ほどあてにならないものはありません。自分が器用か不器用かは、本当は医者自身がよく知っています。

それなのに手術を行ってしまうのは、自身の功名心のほうが患者さんのことより先にくるからです。難しい手術を成功させ、しかも数をこなすことで外科医の評価は高まります。この点で、腹腔鏡手術は格好の材料なのです。

医師免許には、科目別の免許はありません。外科医の免許というものはないのです。もし運転が下手すぎて危険だと判断されたら、運転免許はもらえません。実技試験があるからです。

しかし、医師免許は国家試験を通れば誰でももらえるうえ、その有効期間は終身です。手術が不器用だからといって、外科医を外されたり、医師免許を取り上げられたりするわけではありません。

私は、長年にわたって医療過誤事件を追及してきましたが、手術が下手な外科医が多いことに、本当に驚きます。

内部告発は逆効果となり、隠蔽工作が行われる

じつは、千葉県がんセンターの事件は、週刊誌によって問題が発覚する約4年前に、すでに内部告発が行われていました。ところが、病院のトップであるセンター長も、同センターを管轄する県病院局の局長も、これを無視したのです。それどころか、告発した医師は仕事を外されるパワハラを受け、退職に追い込まれていました。また、告発を受けた厚労省もまったく動かなかったのです。

告発した医師は、当時、千葉県がんセンターに麻酔科医として勤務していた志村福子さん（45歳）で、彼女は当時の事情を『週刊ポスト』（2017年8月4日号）で次のように語っています。

《一連の手術事故は、もっと早く食い止められたはずでした。私が2007年に非常勤として勤務を始めて間もなく、異常に気が付きました。

複数の病院で仕事をしてきた麻酔科医から見ると、手術の巧い執刀医かどうかは、すぐにわかる。センターでは、執刀医の経験に見合わない難易度の腹腔鏡手術が指導医不在のまま行なわれていた。その結果、手術にかかる時間が長く、再手術も頻発していた。

たとえば2008年に行なわれた58歳男性の手術では、わずか1例の執刀経験しかない医師が担当し、縫合不全で翌日には再手術になった。それだけでも問題なのに、私の上司で手術管理部長の

立場にあった麻酔科医は、その再手術の麻酔を研修中の歯科医師に担当させた。再手術の現場でも手術管理部長は、麻酔薬の投与が終わると監督役を放棄して手術室を離れてしまっていました。患者は心停止して植物状態に陥り、6か月後に亡くなった。》

なんと、千葉県がんセンターでは、経験もない未熟な医師に手術を行わせていたのです。しかし、こうした事実に怒りを感じながら、それを抑えて志村医師は仕事を続けました。しかし、2010年に常勤医になって間もなく、同種の事故が再び起きたので黙っていられなくなり、センター長に直訴したのです。ところが、そのことで彼女は、無理やり退職させられてしまったのです。

そこで、外部への「告発」を決意。まず、県病院局とやり取りをしました。しかし、なしのつぶて。それで思いあまって、翌2011年2月、今度は厚労省の公益通報窓口に実名で告発メールを送付。さらに、厚労省の内部通報窓口にも告発状を送ったのですが、「退職者は対象外」ということで受け付けられなかったのでした。

《窓口から返ってきたのは〈公益通報にあてはまらない〉という返答でした。公益通報者保護制度（2006年4月施行）は、不正を告発した「労働者」を不当な解雇等から守る制度であり、すでに退職している私は「労働者」に当てはまらないというのです。

その後も死亡事故は重なり、病院が謝罪して第三者委員会による調査に着手したのは、私が厚労省にメールを送った3年後。センター内部の職員から週刊誌への告発がなされてからでした。》

確実かつ安全を願うなら腹腔鏡より開腹

「すごく簡単な手術だから大丈夫です。2週間で退院できますよ」

群馬大学医学部附属病院で腹腔鏡手術を行っていたS医師は、患者にこう言っていたといいます。この言葉を信じて手術を任せてしまった患者さんは、最悪の結果を招いてしまったわけです。また、千葉県がんセンターのA医師も、「腹腔鏡手術の名医」ということで、患者さんは積極的に、手術を依頼していたと言います。

ところが、どちらの医者も手術が下手すぎて、患者さんを殺してしまったのです。したがって、メディアは医療過誤事件と言いますが、〝事件〟というより〝犯罪〟でしょう。

交通事故にたとえるなら、運転免許証は持っていても、運転してはいけない運転手によって引き起こされた死亡事故ですから、「業務上過失致死罪」に当たります。

しかし、医者はこの罪に、ほとんど問われません。2015年に警察に届けられた医療過誤事件65件のうち、業務上過失致死傷等事件として送致されたのは、たった2件にすぎません。

このように見てくれば、より確実かつ安全を願うなら、腹腔鏡手術より、開腹手術のほうがいいとなります。

私が懇意にしている消化管外科の外科医は、こう言います。

「手術は開けてみて、初めてわかることもあります、たとえば、リンパ転移などは目で見て確かめられます。腹腔鏡手術は出血が少なく術後の回復が早く、残る傷も小さいという利点がありますが、手術中に予想外に腫瘍以外を傷つけてしまうこともあるのです。ですから、私はなるべく開腹でやらせてくださいと、患者さんに言っています」

この外科医は、腕のいいことで有名な「名医」です。

大腸がん、胃がん、肺がんでどちらを選択？

それでは、がんの部位別で、開腹がいいか腹腔鏡がいいかを考えてみましょう。詳しくは、次の**トピック【10】**から**【15】**までのがんの部位別の項にゆずり、ここではポイントだけを述べておきます。

まず、大腸がんですが、がんが比較的小さくステージがⅠかⅡ、つまりがんが粘膜層にとどまっている場合は、内視鏡で十分切除できるので、術後のことを考えると腹腔鏡手術でいいでしょう。

これを開腹でやると、大きな傷が残り、癒着による腸閉塞のリスクや後遺症もあるので、腹腔鏡手術のほうが適しています。ただし、くどいようですが、腹腔鏡手術は開腹手術以上に高度な技術が必要となることに留意してください。この技術という点で言うと、肛門に近い直腸がんの手術はきわめて難しく、医者の腕による差が大きく出ます。

したがって、直腸がんに関しては開腹のほうが望ましいのです。

次に胃がんですが、これも大腸がんと同じく、初期のものは、患者さんも望むので、ほとんどが腹腔鏡で行われるようになってきています。そのほうが、傷も小さく、出血も少ないからです。ただし、ステージが上がるほど、がん病巣を目視して確実に切除する必要があるので、開腹手術のほうを選ぶべきでしょう。

続いて肺がんですが、以前は胸を大きく切り開く「開胸手術」が主流でしたが、最近は、腕がいい外科医ほど、「胸腔鏡手術《きょうくうきょうしゅじゅつ》」と開胸を併用して行っているようです。胸腔鏡手術では、直径5〜10ミリ程度のビデオカメラを胸腔内に挿入し、そのモニター画像を見ながら、特殊な手術用器械を別の1〜2ミリ程度の小さな孔から挿入して、患部を切除します。

知人の呼吸器外科医はこう言います。

「いちがいにどちらがいいかとは言えませんね。私の場合はまず胸腔鏡を用いて手術を行い、途中でこれは難しそうだと思ったら開胸に切り替えます。胸腔鏡で開けた部分をさらに切って広げるのです。

モニターは2次元ですから、慣れないと奥行きが把握しづらく、誤って血管を傷つけたりしてしまうからです」

食道がん手術に見る開胸と胸腔鏡の違い

食道がんの手術は、大腸がんや胃がんなどに比べると、難易度が高いとされます。食道がん手術の多くは、胸部を通る食道のほとんどを切除し、胃を喉元《のどもと》まで持ち上げてつなぎ合わせるというものです。このとき、周囲のリンパ節も広範囲に切除します。

したがって、これまでは、首と胸部などを、数センチから十数センチ切開して行う「開胸手術」が主流でした。ところが、体への負担も大きく、手術後に呼吸に支障が出るなどの合併症を起こすこともある点を考慮して、「胸腔鏡手術」に取り組む医療機関が増えています。

胸腔鏡手術では、胸や脇に4、5カ所、小さな穴を開け、そこからビデオカメラやメスなどの器具を挿入して行います。肺の胸腔鏡手術と同じパターンです。

この胸腔鏡による食道がん手術の結果に関して、2017年6月、開胸手術と比較する調査結果が発表されたので、次に紹介しておきます。

この調査は日本食道学会研究班によって行われ、2011、2012年に全国で行われた食道がん手術から胸腔鏡、開胸それぞれの手術を約3500例ずつ、術前の患者状態をそろえて抽出し比較しています。

その結果、手術に伴う出血量は胸腔鏡が平均約440ミリリットルで、開胸の平均約610ミリリットルより少ないこと、また人工呼吸器が48時間以上必要になる重症肺炎などが起きた割合も胸腔鏡は8・9％で、開胸の10・9％より低いことがわかりました。

その一方で、手術後30日以内に再手術が必要になった割合（再手術率）は、胸腔鏡が7％で、開胸の5・3％より高く、手術時間も胸腔鏡は平均8時間46分で開胸より1時間以上長かったのです。

この結果から、胸腔鏡手術は傷が小さいために呼吸器合併症が起こりにくいというメリットがある反面、難易度が高いので再手術のリスクが高まるというデメリットがあると言えるのです。

このことは、なにも食道がんに限ったことではありません。このようなことを踏まえて、どちらを選ぶかは、最終的に患者さん自身が決めなければなりません。

【7】有名人のがんに学ぶ(1)「生きたい」という意思

がんを克服して生きる有名人たち

がんの治療を考えるとき、もっとも参考になるのが、身内にがんになった人間がいる場合です。たとえば、読者の父親が胃がんで手術をしたことがあれば、その状況、プロセスを振り返れば、どうすべきか、あるいはどうすべきでないか、読者はある程度の目処がつくでしょう。

そういう意味で言うと、有名人のケースも、大いに参考になります。最近の有名人は、自身のがんを公表したうえ、闘病生活をブログに綴《つづ》ったり、メディアを通して公開したりしています。その結果、一般の方のがんについての知識が深まり、むやみにがんを恐れる必要がなくなってきました。

とくに、がんを宣告されてから闘病生活に入り、その後、回復してテレビや映画などで現役復帰した芸能人のケースは、同じようながんに罹った人に希望を与えます。現在、健康な人であっても、将来的に歳をとればがんになる可能性が高いので、学ぶことは多いのです。

そこで、このトピック【7】では、がんになりながらも、それを克服してきた有名人を取り上げてみます。

【渡哲也、76歳】直腸がん

渡哲也さんは、1991年、50歳のときに、直腸がんであると公表し、手術を受け、以後、人工肛門（ストーマ）を付けた生活を送っています。直腸がんを含めた大腸がんは初期（ステージⅠ、Ⅱ）なら10年生存率は約90％ですから、手術をすればほぼ回復します。しかし、がんは、ドキュメンタリー本『渡哲也　俺』（柏木純一、毎日新聞社、1997）によると、かなり病巣が深かったと言います。そのため25センチも切ったのです。渡さんは1973年に膠原病に罹り、以後、月1回の定期検診を欠かさずにきたというので、これは、発見が早くてよかった例の典型と言えます。

しかし、ストーマを付けた生活は大変つらいものです。それでも、現役を続けてこられたのは、やはり「生きたい」という強い気持ちと家族の支えがあったからです。

【鳥越俊太郎、77歳】直腸がん、肺がん、肝臓がん

鳥越さんの場合は、これまで3回の転移でそのたびに手術を受けて回復してきました。2005年の夏、便に赤いものが混じっているのを発見。その後、下腹部の鈍痛、下痢、便秘などがあったため虎の門病院で大腸内視鏡検査を受けた結果、進行性の直腸がんと判明。がんは約3センチ大だったため、10月に腹腔鏡手術を受けたのです。

医師の説明では、がんは腸管の壁を突き破っており、「腹膜転移」（腹膜播種）があるかもしれないということでした。

それから2年後、今度は肺への転移が確認され、胸腔鏡手術を2回受け、さらに2年後、今度は肝臓への転移が発見されて開腹手術をしています。そして、また2年後に喉や食道にも転移が疑われる病変が発見されましたが、検査の結果がんではなかったと言います。

鳥越さんの場合、10年間あまりで「がん発見↓手術」を繰り返してきたわけですが、それを支えたのは強靭《きょうじん》な体力と精神力です。

なんと鳥越さんは、70歳から週3回のジム通いを始め、「ハンデを持っていても走れる！　ということを自分に証明しなきゃならない」として、2012年にはホノルルマラソンに出場して完走しています。

［柴田恭兵、66歳］肺がん

柴田さんに、初期の肺がんが発見されたのは2006年7月。ドラマ収録時のことでしたが、すぐにキャンセルして、右の肺の上葉部を切除する手術を受けています。8月中旬に無事退院、その後、抗がん剤治療を受けながら自宅療養し、12月に復帰しています。

以後、今日まで再発・転移は確認されていません。肺がんは進行が早いとされ、ステージⅠでも10年生存率は70%を切っています。手術後、柴田さんはタバコをきっぱりと止め、健康管理に努めていると言います。

じつは肺がんは、男性芸能人に多く、次のような方々が肺がんで亡くなっています。

鶴田浩二（享年62歳）、筑紫哲也（享年73歳）、宇野重吉（享年73歳）、峰岸徹（享年65歳）、梨元勝（享年65歳）、ジョニー大倉（享年62歳）。

［原千晶、43歳］子宮頸がん、子宮体がん

2005年、30歳のときに下腹部の痛みや不正出血があり、産婦人科を受診したところ、子宮に腫瘍があることが判明。これを取り除いて検査する円錐切除術を受けると、子宮頸がんで「ステージⅠa」と診断されました。このとき、原さんは子宮全摘を勧められましたが断わったと、その後のインタビューで明かしています。

子宮頸がんは初期なら10年生存率は90%を超えており、除去手術すればほぼ完治します。しかし5年後、いつもとは違うおりものがあり、それと同時に脂汗が出るほどの下腹部痛が原さんを襲ってきました。そこで病院に行くと、転移した子宮体がんと宣告され、検査でステージⅢと診断されたのです。リンパ転移も疑われ、医師からは「広汎子宮全摘出術」を勧められ、さらに、術後は抗がん剤治療を6クール行うことを勧められます。

このときは相当ショックだったと、原さんは告白していますが、彼女がこれらを乗り越えていまも元気なのは、やはり持ち前の明るい性格が影響していると思われます。ちなみに、子宮体がんはステージⅢまで進むと、10年生存率は50％台まで落ち込みます。

［仁科亜季子、64歳］子宮頸がん、胃がん、GIST、大腸がん

1991年、38歳のとき、子宮頸がんが発見され、子宮、卵巣、リンパ節を切除する手術を受けます。これ以後、仁科さんは、3度のがんで3度の手術をうけ、いずれも克服していきます。

本人が著書などで告白しているところによれば、最初の子宮頸がんの手術の影響で、排尿障害が残り、尿意を感じることができなくなったと言います。そんな彼女を支えたのが、子供への愛。当時、長男が8歳、長女が6歳だったので、「自分はなにがなんでも生きなければならない」と自らを励ましたと言います。

こうして子育てを終え、20年ぶりに芸能界復帰した46歳のとき胃がんになり、胃の上部3分の1と脾臓を切除。このときは約10キロも体重が減り、しばらく食事を受け付けない状態が続いたと言います。

3度目のがんは55歳のときで、筋肉の層にがんができるGIST。これは早期で軽く、2週間ほどの入院治療ののち退院。そして最初のがんから22年目となる2014年、4度目となる大腸がんが見つかり、腹腔鏡手術で大腸の一部を20センチ切除して現在に至っています。

「生きよう」という強い意思と「明るい性格」

残念ながら亡くなってしまいましたが、ジョニー大倉さん（享年62歳）からは、がんを患ったらどうすべきか、大いに学ぶところがあります。それは、「生きよう」という強い意思があれば、それは〝かなう〟と言うことです。

ジョニー大倉さんは、肺がんで「余命2週間」から1年以上も生き続け、その間、ステージにも立ったのです。後半の**トピック【22】**で詳しく説明しますが、一般的に、余命宣告を受けた場合、その期間を超えて生きる人のほうが多いとはいえ、2週間が1年になるなどということはほとんどありません。この点で、大倉さんは異色です。

私の知り合いも肝臓がんの末期で、がんが門脈まで冒していて「余命3カ月」とされたのに、それから5年後の70歳になったいまも生き続けています。

そこで思うのは、やはり意思は強く持たなければだめということです。よく「諦めたらそのときが死ぬとき」と言いますが、まさにその通りで、人間とは生きようとする限り生き続けられる可能性があります。

大倉さんには、「まだステージに立ちたい」という強烈な意思があったと聞きます。私の知人も「孫の小学校入学をどうしても見たい」という夢がありました。そのため、彼は、できる治療法があればなんでも試したのです。

多くの末期がん患者を診てきた友人の医者によると、「余命宣告以上に長生きする人間には特長がある」と言います。それは、生きるという強い意思を持っているのはもちろんですが、どの人もみな明るい性格で楽天的と言うのです。

「不思議ですが、生きたいと願っている人は、必ず生きられると考えるようです。だから、明るく振る舞う。逆に、くよくよ思い詰めるタイプの人は余命宣告を乗り越えられないですね」

私はこれに、もう一つ加えますと、我慢強くない人のほうが治療はうまくいくということがあります。たとえば抗がん剤の副作用がつらいのにそれを我慢するような人は、医者がほかの症状を見落としてしまうので、あまりうまくいきません。強がって、元気なふりをすると逆の結果を招いてしまうのです。

つまり、生きる意思を強く持ち、明るく振る舞うのはもちろんですが、本当につらいときはつらいと訴える。こういう素直な人が、がんを克服して長生きしている例が多いのです。

【8】有名人のがんに学ぶ（2）手術するかどうかの選択

1980年代までがん告知は行われなかった

かつてがんと言えば、医者も周囲も本人には本当のことを告げませんでした。手術するにも、別の病名を告げて「すぐに回復するから」などと言って行ったものです。

1987年に「肺がん」で亡くなった鶴田浩二さん（享年62歳）は、最後まで自分ががんだと知らなかったと言います。そのため、病をおしてNHKドラマに出演し、それが遺作となりました。

この鶴田さんの死からわずか1カ月後に亡くなった石原裕次郎さん（享年52歳）も、最後まで病名は伏せられていました。1984年に、原因不明の発熱を繰り返したために、「肝臓がん」が発見されたのですが、本人には告知せず、それから2年余り、入院と静養を繰り返したのです。最終的な病名は「肝細胞がん」でした。

1980年に亡くなった越路吹雪さん（享年56歳）は、末期の「胃がん」でしたが、本人には

「胃潰瘍」とだけ告げていたのです。越路さんはこの年の6月、西武劇場での公演中に胃の激痛に襲われて緊急入院し、その後、胃の5分の4を切除する手術を受けました。このとき、すでに腹膜に転移しているという状態で手遅れだったと言いますが、がんとは言いませんでした。そのため、それを知らない本人は、その後3回も入退院を繰り返し、必死にリハビリに励んで、ついに力尽きて亡くなったのです。

越路さんは、両親と兄をがんで亡くしているため、毎年がん検診を欠かさなかったと言います。ところが、たまたま亡くなる前年だけ、多忙のために受診しなかったと言うのです。

このように1980年代までは、本人へのがん告知はほとんど行われませんでした。したがって、メディアにも病名は伏せられたのです。それが、1990年代になると、大きく変わります。医者が本人に告知するようになり、それとともに病名をメディアに公表する有名人が現れたのです。

3度目の手術後、本当の病名を知った逸見政孝さん

私の年代で、いまだに記憶に強く残っているのは、1993年に亡くなられたアナウンサーの逸見政孝さん（享年48）です。逸見さんは自らがんを公表されてから、あっという間に亡くなっています。最初の手術から10カ月ほどで逝かれたときは、正直、手術の影響ではないかと思ったものです。

逸見さんのがんは、「スキルス胃がん」でした。スキルス胃がんは、**トピック【11】**で詳しく説明しますが、通常の胃がんと違って、胃の粘膜層の下で徐々に広がっていくため、発見されたときは手遅れということが多いのです。

逸見さんもそうでした。しかし、これは当初伏せられていました。逸見さんと言えば、「現在、私が侵されている病気、その病名はがんです」と言った記者会見がいまも目に浮かびますが、あれは2度目の手術後、逸見さんが自分の病名を初めて知ったときの記者会見です。

当初、逸見さんのがんは初期の胃がんと見られ、開腹手術が行われました。ところが開けてみると、進行性のスキルス胃がんでした。そうして、家族には5年生存率はゼロ（つまり余命宣告）と告げたのですが、本人には病名を「穿孔性《せんこうせい》十二指腸潰瘍」と偽ったので、抗がん剤による治療などを受けながらも、逸見さんは1カ月後には仕事に復帰しています。

しかし、傷口に沿ってがんが増殖し、がん性腹膜炎を起こしたのです。そのため、家族は病院を替えることを勧めますが、逸見さんは医者に義理立てして拒否。2度目の手術を受けます。しかし、この術後の経過もひどく、3度目の手術の後、家族の説得に応じて別の病院に行き、そこで初めて本当の病名を知るのです。そうして転院を決め、その際に「がんである」ことをメディアに公表したというわけです。

転院先の病院で4度目の手術が行われますが、術後は猛烈な痛みと抗がん剤による副作用に襲われ、その手術からわずか3カ月で帰らぬ人となってしまいました。この4度目の手術も、それ以前の手術も、なぜ切らなければならなかったのか、いまでも疑問だと言う医者もいます。

「手術をしなければ、あと1～2年は元気に仕事ができたかもしれない」と、妻の晴恵さんは、『私ががんを恐れなくなった理由』（扶桑社、２００１）の中で述べています。また、こうも述べています。

「主人の手術はやらないほうがよかった。あの時、どうしてセカンドオピニオンを受けなかったのか。悔やんでも悔やみきれません」

手術すべきだったのか？　中村勘三郎さんの場合

逸見さんのがん死は、がんの治療の際に、「医者選び」「手術するかどうかの選択」「延命治療か緩和ケアか」など、いくつかの難しい問題があることを教えてくれます。

最近、逸見さんのケースと同じような教訓を残したのが、中村勘三郎さん（享年57歳）です。勘三郎さんは「食道がん」の手術後、わずか4カ月で亡くなっています。

食道がんは一般的に初期症状がほとんどないので発見が遅くなるうえ、手術も大腸がんや胃がんなどに比べて難しいとされます。中村勘三郎さんの食道がんが見つかったのは２０１２年5月30日、公演後に受診した人間ドック。すでに右肩のリンパ節へ転移していたと言いますから、ステージⅢ。

そこでまず、抗がん剤を投与してから手術することを選択しました。

このとき、勘三郎さんがかなり迷っていたことが、死後公開された〝最後のインタビュー〟(2012年12月7日、フジテレビ放映)でうかがえます。

「初期なのにさ、1個飛んでるんだよ。転移ももうあるの。進行がんなんだよ。初期なんだよ?こんなこと珍しいんだって。そうすると生存率はぐっと下がって、30%とか12%とかなんだよ。だから笑っていられない状態なの、本当はね……」

初期とは言っていますが、1個でもリンパ節転移があればそれはもう初期ではありません。したがって、手術しないことも選択としてはあったのです。インタビューでは、さらにこう言っています。

「(手術をすると)声が出なくなるという可能性もなくはないの。手術しないで放射線でやるやり方もあるんだけど、そうすると再発も多いっていうし。だから声が出なくなってもいいから、62、3まで生きて、この感じを保つ方がいいのかっていろいろ考えるよね」

結局、勘三郎さんは、食道を全摘出し、胃を持ち上げてつなぎ合わせる大手術を敢行したのです。

しかし、手術の6日後、抗がん剤投与による免疫力の低下から吐いたものを気管に吸いこんでしまい「誤嚥性肺炎《ごえんせいはいえん》」を併発。結局、人工呼吸器をつけたまま話すこともできず、最期は呼吸不全で亡くなってしまったのです。

これでは、手術しなかったほうがましともいえます。仮に、手術せず、治療を緩和ケアを中心にして、放射線療法などを行っていたら、少なくとも2年、長くて5年は生きられたと思われます。そうすれば、まだ舞台もでき、家族やファンにお別れもできたのです。

転移のたびに手術をし続けた大橋巨泉さん

トピック【2】で述べましたが、がんに「がん」と「がんもどき」があれば、いくら手術しても無駄だという運命論に立つしかなくなります。なぜなら、転移は見えないだけで、転移するものは初めから転移しているからです。つまり、がんとは闘ってはいけない、すなわち手術してはいけないということになります。

しかし、「がん」か「がんもどき」かは、初めからはわからないのです。となると、やはりがんとは闘うしかありません。多くの人間にとって、自分の体内にがんがあると告げられて、そのままにしておくなどということは精神的に耐えられるものではありません。しかし、これは若い患者さんの場合であって、高齢者になったら違います。

2016年7月に、3度の大きながん摘出手術と4度の放射線治療を受けた「がんとの闘い」の末に亡くなった大橋巨泉さん（享年82歳）は、高齢にもかかわらず最後まで諦めない強靭な精神力の持ち主でした。死後、寿々子夫人は「どうぞ大橋巨泉の闘病生活に〝アッパレ〟をあげてください」とコメントしましたが、まさにその通りの死に方でした。

巨泉さんのがんに対する姿勢は「疑わしきは切る」(『週刊文春』2016年8月4日号、医療ジャーナリスト、長田昭二氏の記事)というものでした。

これは、巨泉さんが大学3年のとき、母親を子宮がんで亡くしていたからです。ところが、これは誤診の結果でした。当初、医師の診断は子宮筋腫で、手術の必要はないというものだったからです。しかし、亡くなってみるとがんが発見されたのです。

この経験から、巨泉さんは自分ががんになったら「疑わしきは切る」と誓い、最期までそれを実行したのです。巨泉さんの最初のがんは2005年5月に人間ドックで発見された「胃がん」で、厚さ1・2ミリの早期がんでした。このとき、「内視鏡で確実に切除できるが、その後の転移の状況が不明瞭になる」ということで、即座に開腹手術を選択しています。その後、2013年11月に「咽頭がん」が見つかり、これも手術。さらに2015年5月、今度は「肺がん」が見つかり、右肺の約3分の1を摘出する手術を受けました。この後、腸閉塞でも開腹手術を受けています。最後のがんは2016年2月に見つかった「鼻腔がん」で、これも摘出手術を受け、その後に放射線治療を受けています。

こうしてがんとの闘いを続けた後に、最終的に体力を使い果たし、医療用麻薬の過剰投与の末に、巨泉さんは亡くなったのです。

手術より〝最後の時間〟を選んだ愛川欽也さん

巨泉さんと対照的なのが、2015年4月、80歳で「肺がん」で亡くなった愛川欽也さんです。亡くなられたときの事務所の発表では、「昨年冬より体調の不安を訴え、検査いたしましたところ肺がんであることが判明いたしました。本人のたっての希望により、入院はせず在宅での懸命な治療を続けてまいりましたが、容態が急変し自宅にて旅立ちました」（愛川企画室）ということですから、愛川さんは手術を選択せず、そのまま逝ったことになります。

愛川さんのがんは、発見時にはすでに脊髄に転移していたと言います。とすると、がんはステージⅣの終末期で、この状態ではほぼ助かりません。

医者も余命宣告するだけだったと思います。ただ、手術も勧めたと思われます。しかし、愛川さんは手術や抗がん剤治療などを拒否し、最期のときまで仕事を続けることを選んだのです。

そのため、愛川さんは、愛妻のうつみ宮土理さんとともに、周囲には一切がんであることを隠し、人気テレビ番組『出没！アド街ック天国』の出演を続けます。そうして、記念すべき1000回を支障なくこなした後、番組を降板しました。

そうして、この降板発表からわずか1カ月で、自宅で寝たきりになり、あっという間に逝ってしまったのです。ただし、本人は自分が決めた通りの〝最後の時間〟を過ごしたので、悔いはなかったと思われます。

愛川さんは、最期のときまで「さあ、仕事に行こう」と言っていたといいます。

この愛川さんと巨泉さんの選択のどちらが正しいかということは言えません。がんのステージにもよりますし、年齢、個人の生き方によるからです。

ただ1つのことは言えます。手術は死期を早める可能性が強いこと。したがって、高齢になるほどダメージが大きいので、自身の人生観によって、するかしないかを選択することです。

愛川さんも巨泉さんも、その意思は明確でした。

【9】有名人のがんに学ぶ（3）手術と民間療法

なぜかすぐ手術をしなかった小林麻央さん

２０１７年6月、フリーアナウンサーで歌舞伎役者・市川海老蔵さんの妻、小林麻央さん（享年34歳）が「乳がん」で亡くなったときは、日本中が泣きました。自身の闘病をブログで公表し始めてから1年もたたずに逝ってしまったからです。ただ、彼女の死は、治療にほかの選択肢があったのではないかと思うと、大いに悔やまれるものです。

なぜ、がんがわかった時点で、標準治療である摘出手術を選択しなかったのでしょうか？

小林さん本人が残したブログ、各種メディアの報道、海老蔵さんの記者会見、さらに彼女の闘病生活に疑問を呈した『週刊新潮』（２０１７年7月6日号）の記事などから、彼女の病状経過を追ってみますと、がんの発見は、２０１４年2月、東京・渋谷区のＰＬ東京健康管理センターで受けた人間ドックでした。このとき、左乳房にしこりが見つかり、すぐに虎の門病院の産婦人科で再検査を受けたところ、腫瘍が確認されたのです。

それで、病院は3カ月後に生体検査をすることを申し出たのです。ところが、彼女が再び虎の門病院を訪れたのは8カ月後でした。ここで初めて生検を受け、リンパ転移がある乳がんと確定診断されたのです。

推測するに、この時点でがんはステージⅡかステージⅢですから、医者は放射線治療などでがんを小さくして摘出手術する「標準治療」を勧めます。そして、抗がん剤とホルモン治療で、その後の転移の恐れを叩きます。もちろん、病巣と転移次第では乳房切除手術（全摘）もあるでしょうが、それでも温存手術ですむ可能性が高かったと思います。

実際、彼女のブログにもそう勧められたことがうかがえる記述があります。

《治療法のひとつのホルモン療法は五年間に及ぶので、妊娠出産を望むのならば、抗がん剤治療→手術→放射線治療の後、ホルモン療法の前に、タイミングを考えることができるかもしれないこと、を、私の場合は、説明された。（乳癌のタイプや状況によって、治療法や順番も違うと思います）》（2016年9月21日）

しかし、彼女は、この後、虎の門病院に来院することはありませんでした。

手術ができないまでに進行し緩和ケアを

『週刊新潮』記事によれば、その後、彼女は民間療法である「気功」に頼ったというのです。手をかざして、その気の流れで病気が治癒するというものです。

なぜ、こんな治療法を選んだのかはわかりません。虎の門病院での治療をなぜ受けなかったのかもわかりません。ただ、こうして1年4カ月が空白のまますぎてしまったのです。

次に彼女が病院に行ったのが2016年2月で、このときは聖路加国際病院に入院しました。これは、小林家の知り合いの医者が見かねて紹介したためでした。しかし、もう手遅れで、がんはステージⅣになっていたのです。

若いので、がんは猛スピードで体を蝕んでいったと思われます。がん細胞はリンパや血液の流れに乗って乳腺から離れた臓器、肺、肝臓、骨などに転移していきます。これがいわゆる遠隔転移で、こうなると乳房切除手術だけではすまなくなってしまいます。結局、手術は断念されました。おそらく、ここから小林さんは死を意識したと思います。そして、2016年9月にブログを始めたのです。

次に彼女が入院したのが慶應病院でした。これは、延命治療のためではなく、終末期医療のQOL（クオリティ・オブ・ライフ）のための「緩和ケア」を受けるためです。そうして、慶應病院を約

１カ月で退院した後、小林さんは自宅療養に入りました。そんななか、ここでも彼女は表参道の首藤クリニックに通い、「水素温熱免疫療法」という民間療法を受けています。これは、高濃度の水素水を使って免疫力を高めるというものです。２０１６年12月30日のブログでは、酵素風呂に入った写真が公開されています。

こうして、自宅療養と民間療法、緩和ケアが繰り返され、２０１７年６年についに命が尽きたのです。最期の最期まで、生きる望みを捨てず、ブログを書き続けた小林さんの姿勢に世間は打たれました。しかし、なぜ彼女がこんな闘病生活をしたのかという疑問は、いまだに解けません。

乳がんのような標準治療が確立されているがんの10年生存率は、ステージⅠで93・５％、ステージⅡで85・５％です。しかし、Ⅲになると53・８％、Ⅳになると15・６％と大きく下がるのです。

がん発見から半年後に手術した川島なお美さん

２０１５年９月に、54歳という若さで亡くなった川島なお美さんのがんは、当初、「胆管がん」と公表されました。これは、発見された時点ですでに手遅れであることが多い、難治性のがんです。彼女も小林麻央さんと同じようにブログで闘病を記していましたが、そのブログや報道を追っていくと、小林さんと同じような疑問が浮かんできます。

川島さんのがんは、２０１３年８月に人間ドックで発見されました。そして、そのとき「余命１

年」と宣告されたと言います。これは、同じ所属事務所で川島さんの夫の鎧塚俊彦さんと家族ぐるみで付き合ってきたタレントの山田邦子さんが、鎧塚さんから聞いた話としてテレビ番組で公表しました。また、山田さんは手術まで半年を要したことに、「鎧塚さんは『悔やまれる。早く行けばよかった』と言っていた」とも語っています。

ということは、余命宣告を受けてから半年間、川島さんはなにをしていたのでしょうか?

自覚症状がなく、人間ドックの検診で発見され、その時点で余命宣告され、手術までに半年。医者の視点から言わせていただくと、なぜもっと早く手術をしなかったのかと悔やまれます。余命宣告されたということは、がんは末期だったはずなので、手術を選択するなら早いほうがいいからです。

手術してもしなくとも結果は同じという「がん放置理論」もありますが、それを受け入れるなら、末期の緩和ケアを行いつつ、残された人生を少しでも有意義にすごせるようにすべきだったのではないでしょうか?

ところが、川島さんはがん発見から約半年後の2014年1月に、手術を受けたのです。しかも、その手術は開腹でなく腹腔鏡でした。すでに**トピック【6】**で述べたように、腹腔鏡手術は、開腹手術に比べたら難易度が高いうえ、医師の腕によって大きな差が出ます。しかも、できるのはがんの部位切除が中心ですから、末期がんでやるようなものではありません。余命1年と言う以上、末期ですから、がんは胆管や肝臓、リンパ節まで広がっていたと思われます。
とすると、彼女がなぜ腹腔鏡を選択したのかよくわかりません。

手術をしたうえ民間療法に頼りすぎて命を縮めた

死後わかったことですが、がんが発見されて1カ月後、川島さんは「がん放置理論」の近藤誠医師を訪ねてセカンドオピニオンを求めていました。それを近藤氏は、『文藝春秋』（2015年11月号）で明かし、予後のきわめて悪いがんなので「切除手術自体意味がない」と告げています。

これも死後わかったことですが、川島さんの胆管がんは当初、公表された胆管がんではなく「肝内胆管がん」でした。

胆管がんは肝臓の外の胆管にできるがんですが、肝内胆管がんは肝臓内の細い胆管にできるがんです。そのため、肝内胆管がんの腹腔鏡手術は、胆管がんのなかでも肝門部胆管がんに次いで難しいとされています。つまり、川島さんは手術を遅らせたうえ、もっとも難しい手術を選んだのです。

川島さんのブログによると、川島さんは手術後、抗がん剤や放射線による治療を一切受けず、「民間療法」を集中的に行っています。この民間療法を、川島さんは手術前から、ずっと行っていたと言います。その民間療法は、（1）ビタミンC濃縮点滴などによる「免疫力増進療法」（2）電磁波などにより邪気を取り除く「電磁波療法」（3）発酵玄米や豆乳ヨーグルトといった食事を摂る「食事療法」の3つでした。

民間療法になぜこれほど頼るのでしょうか？　頼ってもいいのですが、頼るなら現代医学でできる治療法を補完するために行うようにすればよかったと思うのです。

肝内胆管がんは、5年生存率が30〜50％とされる難治性のがんですが、手術を受けた後も長生きした人もいるし、受けずに長生きした人もいます。ただ、民間療法に関しては、ほとんどデータがないのです。

実際、手術後の川島さんの容体は、急速に悪化していきました。その激ヤセぶりが、ネットで話題になりました。食欲も落ち、完全な栄養失調状態に陥っていたことがわかります。これは、「悪《あく》液質《えきしつ》」といって、がんの進行によって引き起こされる衰弱です。悪液質が始まると、脂肪組織や筋肉の萎縮が進みます。体中のエネルギーが消失していきます。

がんがあろうとなかろうと、人間は生きていくために1日最低限1400キロカロリーの摂取を必要とします。これ以下だと、普通の生活ができなくなります。推測ですが、川島さんはこうして最期のときまでを苦しみ抜いて逝ってしまったのではないでしょうか？　ならば、あえて手術を受けないという選択もありえたのです。そうすれば、QOLを維持しながら、もっと長生きできていたかもしれません。

【参考】人体の臓器図

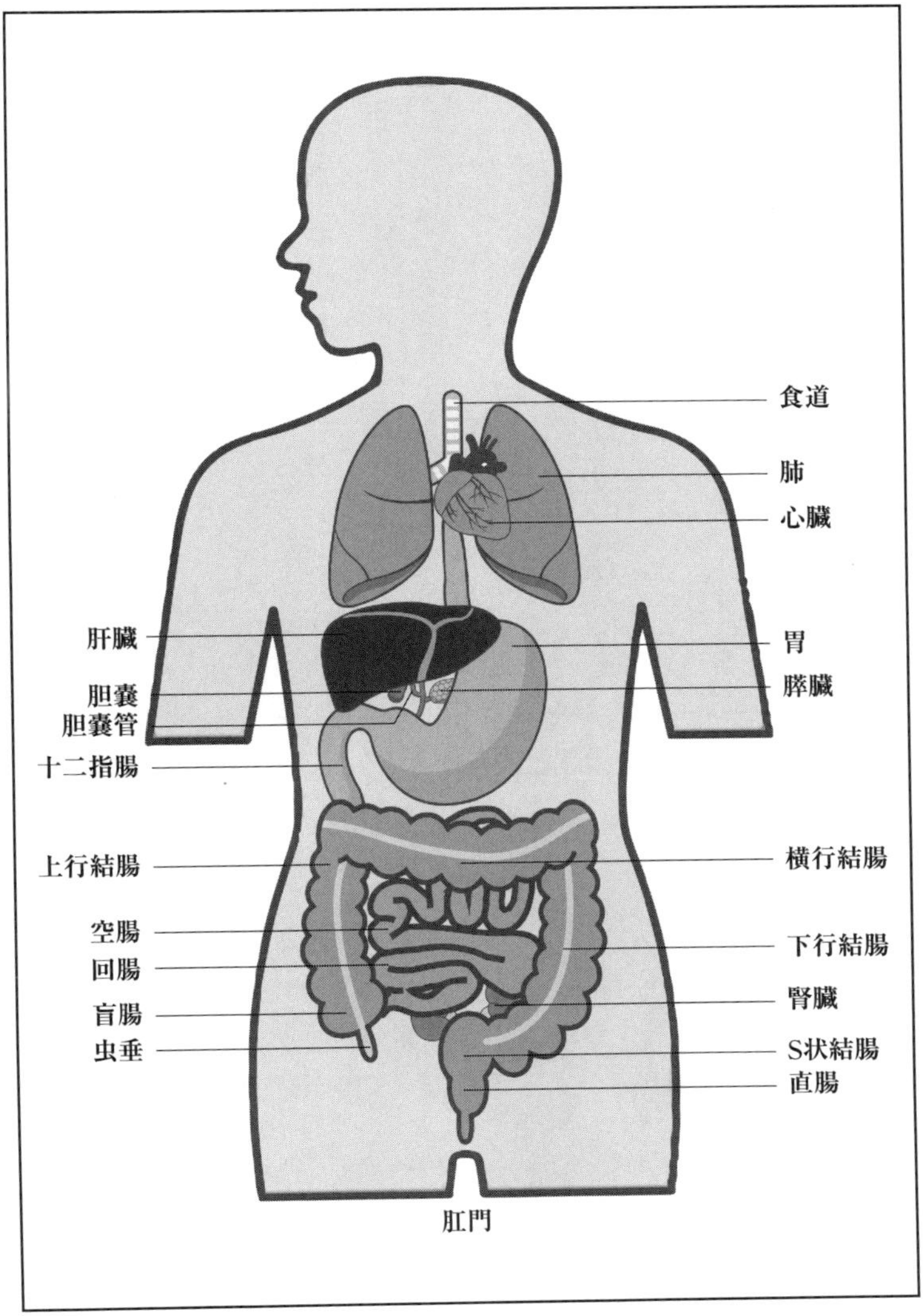

【10】どうしたらいい？「大腸がん」

［大腸がん：発生、症状、統計、検査］

盲腸、結腸（上行結腸、横行結腸、下行結腸、S状結腸）、直腸、肛門に発生するがんをひとまとめにして「大腸がん」と呼んでいます。日本人は、S状結腸と直腸にがんができやすいとされています。

大腸がんの発生に関しては、大腸粘膜の細胞から発生した腺腫《せんしゅ》（良性のポリープの一部）ががん化するものと、正常な粘膜から直接発生するものの2パターンがあります。

どちらも、大腸の壁に次第に深く侵入していき、その後、腸壁を破ってリンパ節に浸潤し、さらに、肝臓、

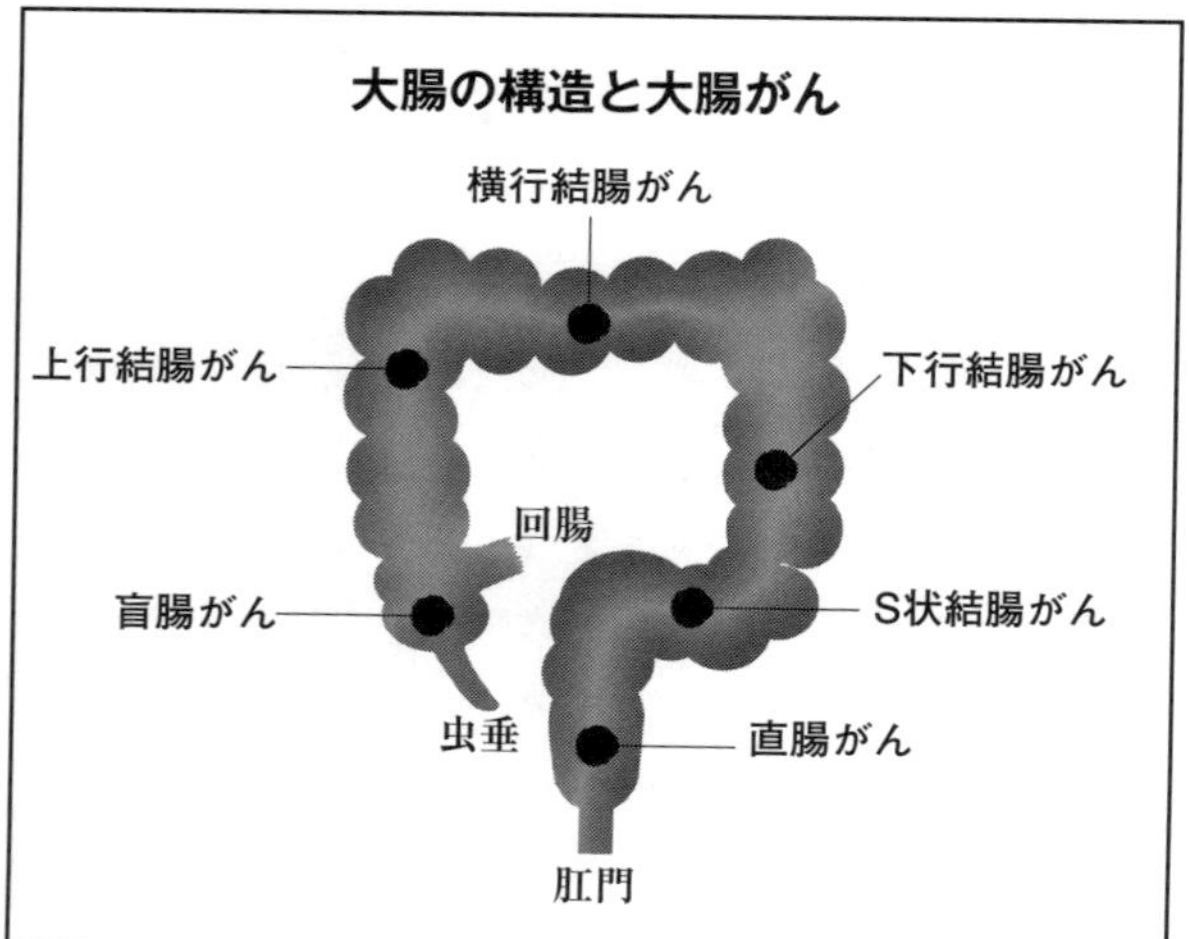

肺など別の臓器に転移していきます。

国立がん研究センターのデータによると、２０１７年の大腸がん罹患者数は14万９５００人と予測され、生涯で男性は11人に１人、女性は14人に１人が罹患するとなっています。

ただし、ステージⅢでも10年生存率が約７割ありますから、発見されても、転移を起こしているステージⅣを除いては心配することはそうないでしょう。

現在、多くの大腸がんが、便潜血《びんせんけつ》検査や内視鏡検査で発見されています。その結果、早期で発見されることが多いのです。

大腸がんは、早期の段階ではほとんど自覚症状はありません。ただ、進行したときの症状としては、血便、下血、下痢と便秘の繰り返し、便が細い、便が残る感じ、お腹が張る、腹痛、貧血、体重減少などがあります。

医者から見ると、大腸がんは比較的対処のしやすいがんです。というのは、「進行が遅い」「早期発見が可能」「治療法が確立」しているからです。

【大腸がん：治療法と手術の選択】

発見されたステージによって治療法は異なりますが、どんな場合でも、たいていの医者は切除手術を勧めてきます。悪性でないポリープであっても、医者は内視鏡を入れて病変を切り取ろうとするのです。

私は、良性ポリープなら5ミリ以下のものまで取る必要はないと思いますが、そうはいかないようです。いずれにしても、手術を選択すれば、腹腔鏡手術か開腹手術のどちらかとなります。

トピック【6】で述べたように、どちらを選択するにしてもメリットとデメリットがあります。

大腸がんの治療に関してはガイドライン（大腸癌研究会編）ができており、腹腔鏡手術は『２００５年度版大腸がん治療ガイドライン』（大腸癌研究会編）で、ステージ０およびⅠの早期大腸がんに対する外科的治療の１つの選択肢として初めて認知されました。そしてその後、２００９年度版で、ステージ０およびⅠという規制がはずれ、がんの部位や進行度などの患者要因のほかに、術者の経験、技量を考慮して適応を決めるべきであると改訂されています。

つまり、医者の手術の技術次第で、ステージⅡおよびⅢでも施行していいということです。

腹腔鏡手術のメリットを挙げると次のようになります。

（1）傷が小さくてすむこと。開腹手術の場合は術後に最低でも10センチ以上の傷跡が残る。一方、腹腔鏡手術の場合は、もっとも大きくとも4～5センチ。他の鉗子や腹腔鏡による腸の穴は5ミリほどなので、時間がたつうちにほとんどわからなくなる。

（2）痛みが少なく術後の回復が早い。そのため、早期の退院と社会復帰が可能に。また、3～4

日で普通の食事ができるようになる。

（3）手術後の主な合併症である腸閉塞の可能性が少なくなる。腸閉塞などの合併症は、とくに高齢者においては大きな負担になる。

ただし、デメリットも同じようにあります。

（1）高い手術技術と器用さが要求されるので、未熟な医者がやると、切除し残したり、血管や神経系を傷つけたりする恐れがある。

（2）開腹手術よりも手術時間が長くなりがちで、予期せぬ出血が起こったりするリスクが高まる。

私が懇意にしている消化管外科医は、次のように言います。

「結腸はそれほど難しくありませんが、直腸は骨盤の深いところに位置するので、局所再発をさせないように切除するには高度な技術が要《い》ります。とくに肛門から浅い場合は、肛門や自律神経の温存を図らなければなりません。直腸がんは再発すると初発のときより手術は困難になります。

肛門が残せるかはがん病巣が肛門から5センチが基準になりますが、ぎりぎりでやると括約筋の一部も切ることになり、その場合、漏便（頻繁にトイレにいく状態）になってしまいます。高齢者の場合、これはきつい。そうなるとストーマ（人工肛門）を付けることになりますが、これは毎日交換し、しかも一生付け続けなければならないので患者さんの負担は大きく、精神的に落ち込みます。

したがって、腹腔鏡を選択するなら、それに特化して手術数をこなしている腕のいい医者を選ばないと、リスクが大きいと思います」

最近では器具などの工夫も進み、肛門の温存率が9割に達している医療機関もあります。また、最初は腹腔鏡でやり、状況次第で開腹に切り替えるという方法もとられています。

【11】どうしたらいい？「乳がん」

［乳がん：発生、症状、統計、検査］

10年生存率は、ステージⅠ、Ⅱで80％を超え、全体でも80・4％ですから、「乳がん」は恐れる必要のないがんと言えます。ただし、乳がんは比較的若いときから罹ります。年齢で見ると、30代から増加をはじめ、40代後半から50代前半でピークを迎え、その後は次第に減少します。

乳がんの発生には、女性ホルモンのエストロゲンが深く関わっています。体内のエストロゲン濃度が高いことが要因の1つとされます。ピルの使用や、閉経後の女性ホルモン補充療法などが、リスクを高めると言

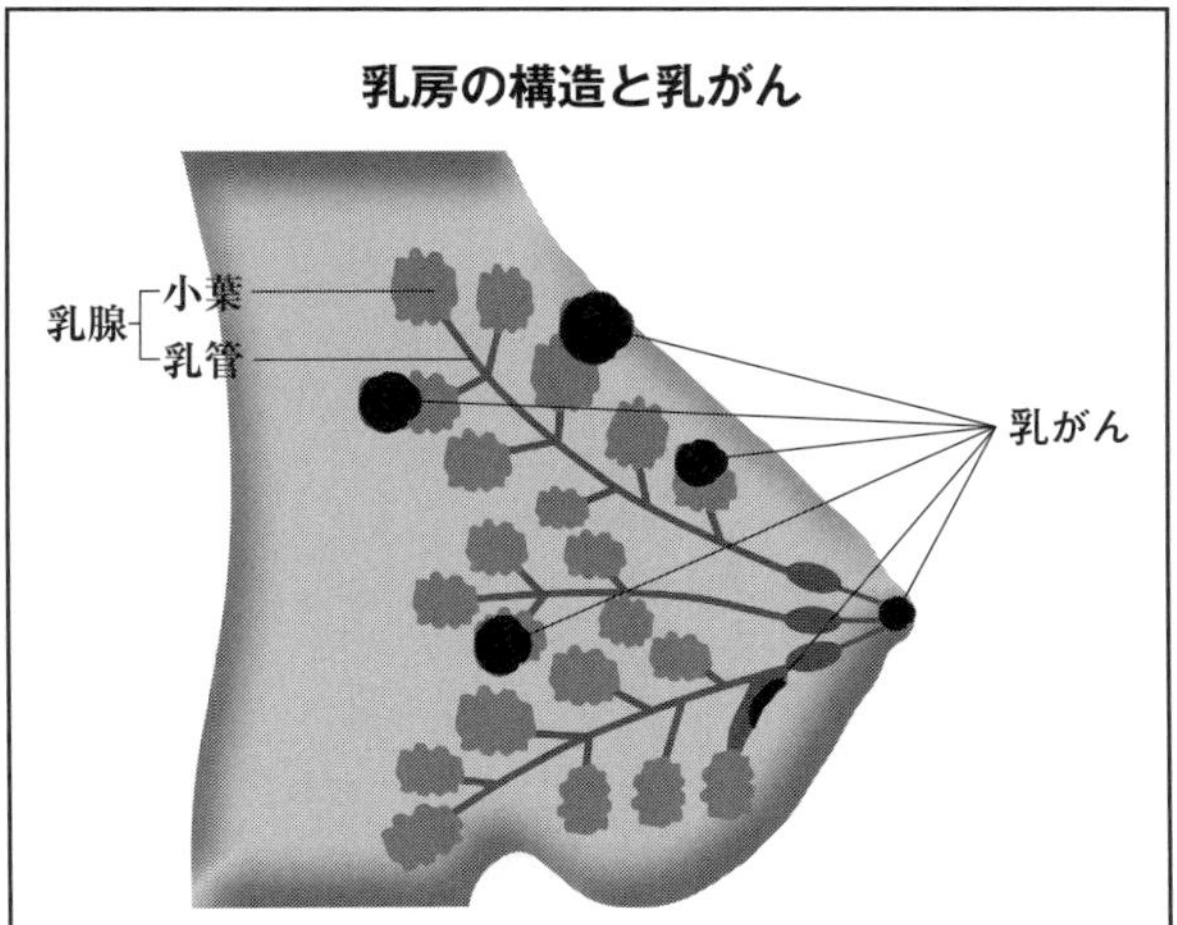

われています。また、飲酒や喫煙でリスクが高くなることがほぼ確実とされています。

乳がんの多くは乳管から発生するので、これを「乳管がん」と呼んでいます。小葉から発生する乳がんは、「小葉がん」と呼ばれています。

乳がんは、自分で気づくことが多いがんで、それは次の3点により、判別されます。（1）乳房のしこり（2）乳房のエクボなど皮膚の変化（3）乳房周辺のリンパ節の腫れ。

乳がんの検査には、まず触診がありますが、それ以外ではマンモグラフィと超音波検査があり、これでほぼカバーできるので、初期で発見されることが多いのです。ただし、検診による発見が死亡率と相関しているかどうかはよくわかっていません。マンモグラフィ検診は、現在、広く行われていますが、これが有効であるかどうかも信じるに足る追跡データがありません。この辺は、**トピック【18】**に詳述したので、そちらを参考にしてください。

［乳がん：治療法、手術の選択］

乳がんの治療法には、手術や放射線治療による局所療法、抗がん剤やホルモン製剤による治療法、分子標的薬を使った治療法などがあります。これらを組み合わせて行うこともあります。

いずれにしても、手術だけが治療法ではありません。また、ステージによっても選択すべき治療法は異なります。したがって、すぐに手術を勧めてくる医者の言うことは、聞かないほうがいいと思います。

乳がんは、「ホルモン受容体」が陽性か陰性か、「HER2受容体」が陽性か陰性かによって、4つのタイプに分かれます。それによって効果があるクスリも違い、治療法も異なります。ですから、手術するとなっても、自分がどのタイプにあてはまるのかを教えてくれないような医者の治療は受けないほうがいいのです。

一般的に、ステージⅠ～Ⅲだと、乳房切除手術（＋再建術）が行われ、その後、外来で抗がん剤やホルモン剤を使った再発予防治療が行われます。放射線治療も行われます。

ステージによる標準的な治療法は、次のとおりです。

（1）ステージ0

マンモグラフィなどで小さなシコリが見つかり、生体検査（生検）で悪性となった段階でステージ0と診断されます。ただし、悪性と診断されることはまれです。

ステージ0でも、標準治療では乳房部分切除術または乳房切除術（全摘）が選択されます。乳房部分切除術を行った場合、医者はたいてい、術後の放射線治療を勧めます。実際は、手術で切除した組織を再度生体検査し、それによって術後の治療法を決めます。このとき、ステージⅠ以上となった場合は、再発予防のために、ホルモン療法、化学療法、分子標的治療が行われることもあります。

（2）ステージⅠ～Ⅱ

乳房部分切除術または乳房切除術（全摘）を行います。乳房部分切除術が行われた場合、術後の放射線治療が必須とされています。腫瘍が大きい場合には、化学療法（抗がん剤治療）で腫瘍を縮小させて（術前化学療法）から手術を行う方法もあります。リンパ節への転移が認められる場合は、わきの下のリンパ節を切除する腋窩《えきか》リンパ節郭清《かくせい》を行うことが検討されます。

術後生検を行い、それによって、ホルモン療法、化学療法、分子標的治療のいずれか一つ、あるいはいくつかを組み合わせた治療が行われます。

（3）ステージⅢ～Ⅳ

ホルモン療法、化学療法、分子標的治療を行い、なおかつ乳房部分切除術または乳房切除術（全摘）を行います。さらに、腋窩リンパ節郭清を行います。再発を予防するための放射線治療も併せて行います。

女性にとって乳房は大切なところですから、多くの女性が「温存手術」を望みます。私がよく知る婦人科医によると、この場合、がん病巣が3センチ以内かどうかが基準になると言います。それ以上だと難しいと言います。

「ただ、温存手術といっても、術後にシワが残ったり、左右の位置がずれたりします」と言うので、温存後の乳房がどうなるか、また全摘と温存のメリット・デメリットをきちんと説明してくれない医者の手術は受けてはいけません。いずれにしても、診断や治療法を十分に納得したうえで、治療を始めることです。最初にかかった担当医が十分な相談に乗ってくれ、その治療方針に納得できれば申し分がありませんが、そういうことはまずありません。ですから、セカンドオピニオンも大切です。

近年は、保険適用になったため、無理に温存するよりも全摘して乳房をつくり直す「再建手術」が増えています。しかし、これにも落とし穴があります。

「再建手術はアートです。センスがないとできません。血管をつないだりする技術がいくらあっても、センスがないと左右のトップが違ったりして、最悪の結果を招きます」

と言うので、ここでも手術をするなら医者選びを慎重にすることをお勧めします。また、乳がんは手術後の治療がもっとも長いがんです。その意味でも、医者選びは大切です。

【12】どうしたらいい？「胃がん」

［胃がん：発生、症状、統計、検査］

「胃がん」は年間12万人近くが発症し、がんのなかで患者数がもっとも多いがんです。

　胃の壁は、大きく分けて3層になっています。内側から粘膜（粘膜・粘膜筋板・粘膜下層）、筋層、漿膜《しょうまく》（漿膜下層・漿膜）という順に層が重なってできています。胃がんは、この3層のいちばん内側にある粘膜に発生します。そうして、徐々に粘膜下層、筋層、漿膜へと外側に向かって広がっていきます。

　胃がんの原因については、胃潰瘍の原因になるヘリコバクターピロリ菌犯人説でほぼ確定しています。た

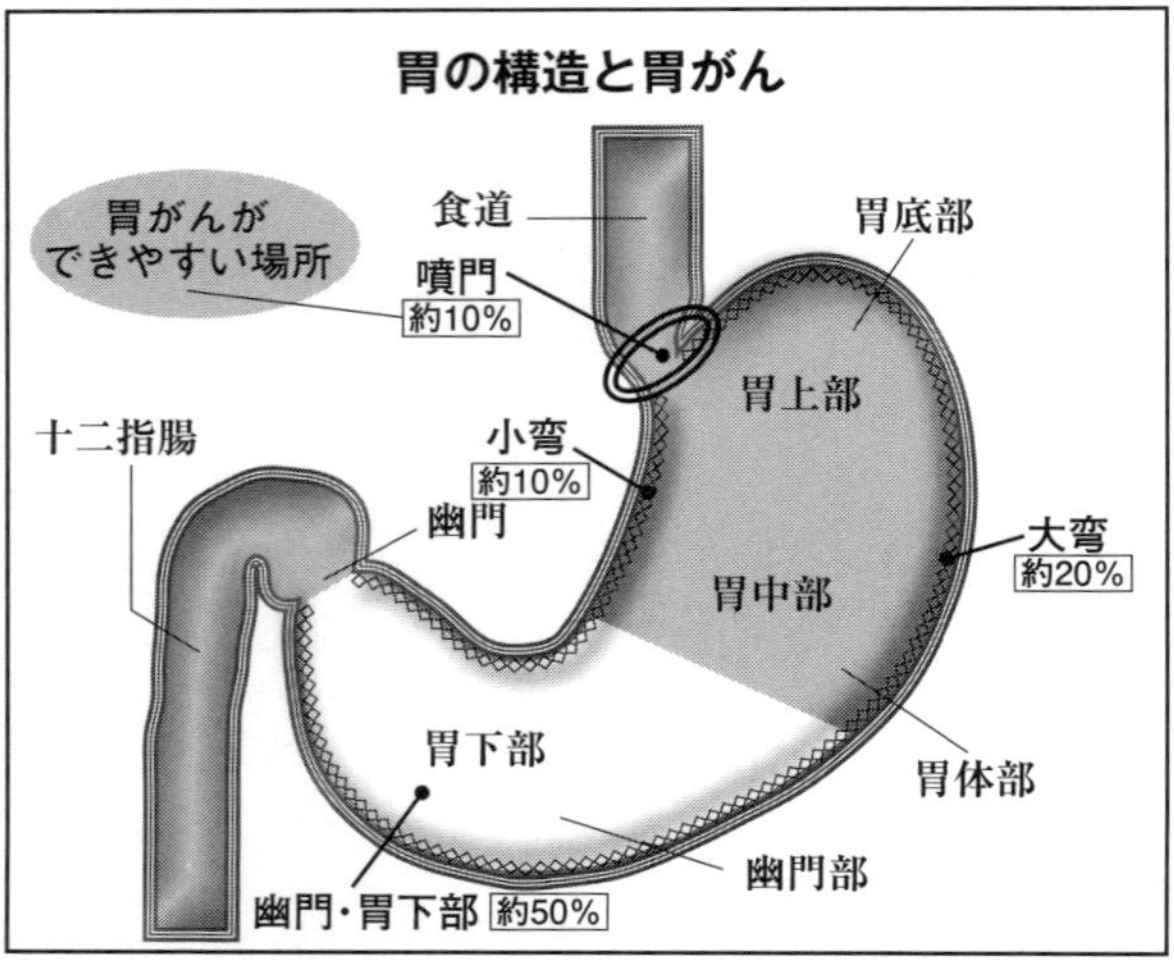

だ、ピロリ菌に感染した人のすべてが胃がんになるわけではありません。

胃がんの初期症状としては、胃痛や腹部の数々の違和感があります。しかし、こうした初期症状は、ただの体調不良だと思って見過ごされがちです。吐き気やゲップなども初期症状ですが、これもまた見過ごされがちです。症状としていちばん注意したいのは、「黒色便」と「貧血」です。

ただし、初期症状があまり見られないのが、「スキルス胃がん」と呼ばれるもので、胃がん全体の10％ほどを占めています。スキルス胃がんは、胃の粘膜表面で進行していく通常の胃がんと違って、胃の粘膜層の下で徐々に広がっていくという特徴があります。そのため、初期症状が現れにくいのです。したがって、発見されたときは、進行してしまっていて手遅れというケースが多いのです。

胃がん検診は、胃X線検査（バリウム飲用）、胃内視鏡検査が広く行われています。このうち、胃内視鏡検査のほうが発見される確率が高くなっています。胃がん全体での10年生存率は69・0％と高くなっています。これは、医療技術の進歩により、たとえ進行がんでもある程度治癒させることができるようになったからです。

【胃がん：治療法と手術の選択】

かつては胃がん手術というと、全摘か、胃のほとんどを切除してしまうので、術後に「ダンピング症候群」（胃の出口の幽門《ゆうもん》を失ったために、胃の中に食物がたまらず、その結果、動悸やめまい、冷や汗、腹痛、嘔吐《おうと》などの症状が出る）に苦しむ人が多かったのですが、いまは切除範囲を必要最小限にする努力が進んでいます。

トピック【6】で述べたように、現在、胃がん手術の半分以上が腹腔鏡で行われるようになってきました。日本胃癌学会の治療ガイドラインによると、「大きさが2センチ以内」「潰瘍がない」などの条件を満たした場合、腹腔鏡手術の対象となるとされています。しかし、最近では、技術と器具の発達で、2センチ以上でも腹腔鏡でできるようになってきました。

内視鏡を使った手術には2つの方法があります。

患部の下に生理食塩水を注入して腫瘍を浮かせ、ワイヤを引っかけて高周波電流で焼き切る「EMR」（内視鏡的粘膜切除術）と、腫瘍の周囲と下部にナイフを入れて剥離する「ESD」（内視鏡的粘膜下層剥離術）です。

「ESD」は最新の手術法で、内視鏡の先端から小さな電気メスを出して患部を剥《は》ぎ取るもので、従来の内視鏡では切除できなかったかなり大きな腫瘍も切除できるようになっています。

ただし、ESDができる病院は限られており、ESDのほうがいいにもかかわらず従来の切除手術を勧めてくる病院があるので、注意するべきです。

とくに高齢者の場合、胃を全摘するような手術をすると、食事が十分に摂れずに体力が落ち、合併症などによって死亡する確率が高まります。手術を受けたために死期が早まるという皮肉なことが起こるのです。

早期の胃がんの場合、がん病巣は粘膜下層に留まっているので、この場合は、ＥＳＤなどでほぼ１００％完治させることができます。

現在、ＥＳＤの普及もあって、内視鏡を使った手術が主流になっています。内視鏡を含む手術件数が全国最多の７８０例だったがん研有明病院（東京・江東区）では、開腹と腹腔鏡をほぼ同率で実施しています。

がん研有明病院では、どちらの方法にするかはガイドラインや患者・家族の意向を踏まえ、消化器系の臓器に詳しい医師らでつくる「キャンサーボード」が方針を決めるようになっています。ステージが進むにつれ、リンパ浸潤などが認められたら開腹手術が選択されます。

胃がん手術の大きな問題は、がんがスキルス胃がんの場合です。スキルス胃がんは、病巣の表面上はほとんど変わりがないのですが、粘膜内に深く浸潤していて転移しやすく、発見されたときには、すでに手術ができない状態まで進行している場合が多いのです。スキルス胃がんの場合、５年生存率は手術ができた場合でも20％程度です。

【13】どうしたらいい？　「肺がん」

［肺がん：発生、症状、統計、検査］

肺がんで死亡する人は年間8万人近くに達し、部位別ではもっとも多くなっています。10年生存率は33・2％ですから、5大がんのなかでもっとも厄介ながんと言えます。

肺は左右に1つずつあり、右肺は上葉・中葉・下葉の3つに、左肺は上葉と下葉の2つに分かれています。肺がんは、進行すると、がん細胞が周りの組織を破壊しながら増殖し、血液やリンパ液の流れに乗って広がっていきます。転移しやすい場所は、リンパ節、脳、肝臓、副腎、骨です。

肺の構造と肺がん

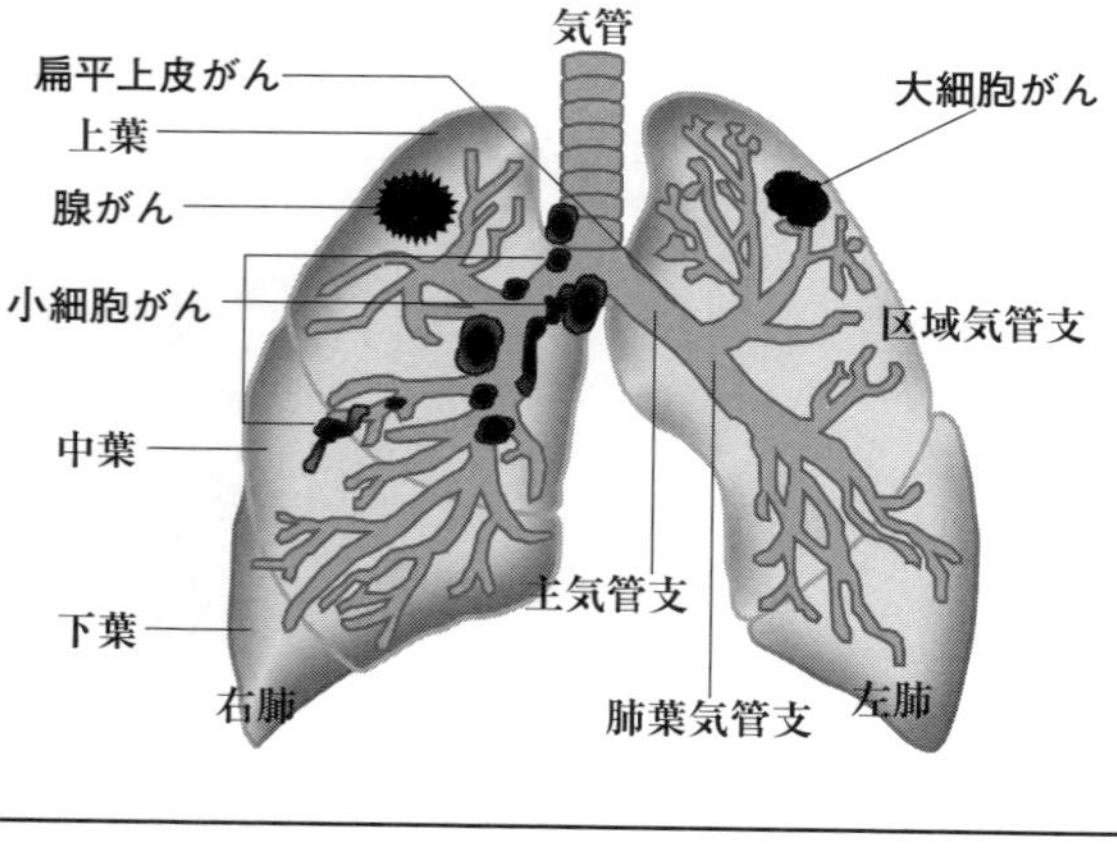

また、肺がんは、がん組織の特徴により「小細胞肺がん」と「非小細胞肺がん」の2つに大別されます。患者の8割は後者のタイプです。

この「非小細胞肺がん」のうちもっとも多いのが「肺腺がん」と呼ばれるもので、ほとんどが肺の末梢（気管支の細い部分）に発症します。

小細胞肺がんは悪性度が高いうえ、早期発見が難しいとされています。そのため、発見されたときは全身に転移しているというケースが多いのです。がん細胞は1センチ大に成長するまでに約10年かかるとされますが、小細胞肺がんは最初から進行が速く、多くの場合、発見された時点で末期です。

肺がんは喫煙との関連が非常に大きいがんです。小細胞肺がんは喫煙が大きく影響しているとされますが、非小細胞肺がんは関係が薄いとされます。

研究によると、たばこを吸わない人に比べて、吸う人が肺がんになるリスクは男性で4・4倍、女性で2・8倍と高くなります。

肺がんは早期ではほぼ無症状です。病状の進行とともに、咳、痰、血痰、発熱、呼吸困難、胸痛などの呼吸器症状が現れます。しかし、これらの症状は必ずしも肺がんに特有のものではないため、肺がんの可能性を疑うことは少ないのです。結局、胸部X線検査やCT検査によって発見されることが多くなっています。

【肺がん：治療法と手術の選択】

肺がんは早期であれば手術が標準治療となっています。したがって、医者はまず切ることを勧めてきます。ただし、右肺は上葉・中葉・下葉、左肺は上葉・下葉からなり、いずれかを失っても機能を維持できるため、手術では、がんのある葉ごとに切除することが多くなっています。

ただし、進行が速く、転移しやすい小細胞がんは、手術が手遅れのことが多く、抗がん剤による化学療法が中心となります。

肺がんの手術は以前は開胸のみでしたが、最近は、内視鏡を使った開胸手術がとって代わるようになってきました。

肺がんの胸腔鏡手術のメリットは、「高齢など、体力に不安のある患者さんにも行いやすい」ということに尽きます。開胸手術は、背中~脇のほうにかけて約20センチ近く切開して行ううえに、必要に応じて肋骨も切断しますので、体力の十分でない高齢の患者さんには負担が大きいのです。

その点、胸腔鏡手術なら体を大きく切開しないため、負担が少なく、術後の回復も早くすみます。

次が、肺がんの胸腔鏡手術の手順です。

（1）全身麻酔をかける

（2）横向きに寝て約2センチの穴を開け胸の状態を観察する
（3）胸のなかの状態に問題がなければさらに手術用の穴を2～3個あける
（4）穴から手術器具や腹腔鏡を差し込む
（5）手術器具で患部（がん）を切除し取り出す
（6）最後に胸のなかにチューブを入れる

最近は、基本は開腹にして、胸腔鏡を補助的に使うやり方が増えています。たとえば、国立がん研究センター病院では、8～10センチ程度の小さな開胸を行い、胸腔鏡を補助的に活用しながら手術するなど、効果的に胸腔鏡をとり入れています。

ただし、胸腔鏡も開腹も手術ですから、高齢になればなるほどダメージが大きくなります。したがって、手術となると、歳を取れば取るほどやめたほうがいいと思います。手術をすると、肺の機能が落ち、死期が早まるからです。

それでも、手術を勧めてくる外科医がいますが、その際は理由をとことん聞くべきです。また、手術しても、肺がんは再発率や遠隔転移する可能性が高く、転移した場合はそこの部位の手術もしなければなりません。

【14】どうしたらいい？　難治性の「胆肝膵がん」

５大がん以外で10年生存率が低いがんが、「胆嚢・胆道がん」（胆がん）と「膵がん」です。これに５大がんの１つである肝がんを加えて「肝胆膵がん」とひとくくりにして、「難治性がん」と呼んでいます。治りにくいがんというわけです。

しかも、肝胆膵がんの手術は、ほかの消化器のがんに比べてリスクが高く、高い技術が必要とされています。そのため手術を選択するなら、開腹だろうと腹腔鏡だろうと、経験が乏しい病院、下手な外科医は絶対に選んではいけません。

肝臓、胆嚢、膵臓の構造とがん

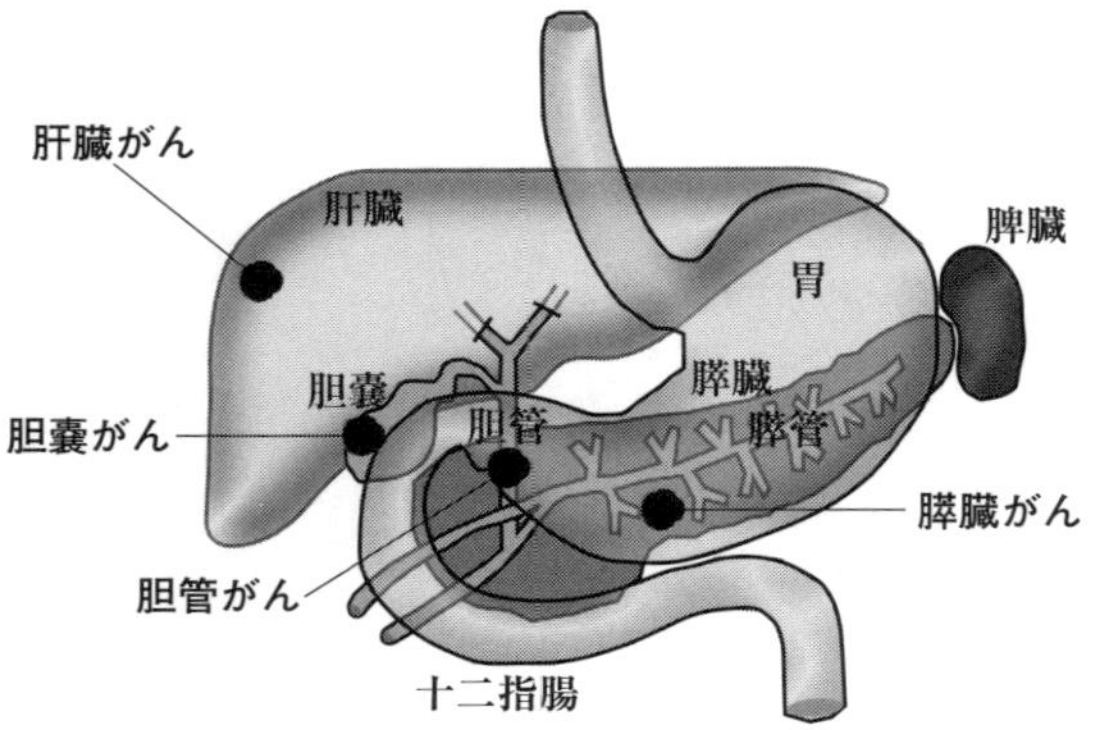

［胆囊・胆道がん］

胆囊・胆道がんの10年生存率は19・7％です。

トピック【9】で記したように、女優の川島なお美さん（享年54歳）は、胆がんの中でもとくに手術が難しいとされる肝内胆管がんでした。同じく、２０１５年7月に55歳で亡くなった任天堂前社長の岩田聡さんも肝内胆管がんでした。

胆管とは、肝臓でつくられた胆汁を十二指腸まで導く管で、肝臓の中を走る肝内胆管と肝臓の外に出てから十二指腸までの肝外胆管に分けられ、ここにできたがんは、広義で胆囊・胆道がんと呼ばれています。

国立がん研究センターが発表している「全国がん罹患モニタリング集計」では、大腸がんの46％が転移前に発見されているのに対し、胆管がんはわずか19・9％しか発見されていません。

つまり、発見されたときはすでに手遅れということが多いのです。そのため、手術を選択するか、しないかで残された人生は大きく違ってきます。はっきり言ってしまうと、手術を選択すると、かえって寿命を縮めてしまう可能性のほうが高いからです。

難治性のがんのすべてに言えることですが、発見時のステージが進んでいた場合、ＱＯＬ（生活の質）を第一に考えた治療法を選択すべきです。高齢者の場合はとくにそうです。

【膵がん】

膵がんの10年生存率はわずか4・9％です。残念ですが、膵がんは、いまのところ〝死に至る病〟と言うほかありません。しかも、膵がんの切除手術は、数あるがんの手術のなかでも最高難度の手術で、たとえ、手術が成功しても合併症を起こす場合が多いのです。

日本胆肝膵外科学会は、年間一定数以上の高難度手術を実施している病院を修練施設とし、そこで経験を積んだ医師を「高度技能専門医」と認定し、手術技能の向上を図っています。膵がんの場合は、手術前に抗がん剤を投与する「術前化学療法」を行い、病巣を小さくしてから手術を行い、合併症を少しでもなくす努力をしています。

とはいえ、切除ができるのは、患者さん全体の2～3割で、膵臓にがんが発見された患者さんの約7～8割は手術ができず、化学療法や放射線療法などが治療の中心となります。

つまり、膵がんの場合は、手術は選択肢ではなく、患者さんの意思次第ですが、残された人生をどう送るかを第一とした治療法となります。

【肝がん】

肝がんは、肝臓にできた「原発性肝がん」と別の臓器から転移した「転移性肝がん」に大別されます。原発性肝がんには、肝臓の細胞ががんになる「肝細胞がん」と、胆汁を十二指腸に流す管

（胆管）の細胞ががんになる「胆管細胞がん」があります。

肝がんの10年生存率も15・3％と、圧倒的に低くなっています。完治はほぼ無理なのです。

しかし、つい最近、肝がんの主な原因であるC型肝炎ウイルスを１００％除去できるという劇的な新薬「ハーボニー」が発売され、肝がんは難治性がんから外れる可能性が出てきました。この夢の新薬は1日1回、1錠を12週間飲むだけで、ウイルスが完全に消えてしまうのです。

肝がんの場合、その原因はほぼ特定されていて、肝炎ウイルスが持続感染することで起こるとされています。肝細胞に肝炎ウイルスが持続的に感染すると、細胞が炎症を起こし、繊維化し、最終的にがんになるのです。

肝炎ウイルスには、主にA型、B型、C型、D型、E型の5種類のウイルスがあり、このなかのB型とC型が肝がんの発症原因となると特定されています。肝がん患者を対象にした調査した報告によると、B型肝炎ウイルス（ＨＢＶ）による持続感染が約15％、C型肝炎ウイルス（ＨＣＶ）による持続感染が約60％という報告があります。このC型肝炎ウイルス感染者のうちの約7割が慢性肝炎となり、そのうちの約3割が肝硬変に移行します。そうして、最終的に肝がんとなるわけです。

つまり、大元であるC型肝炎ウイルスを除去できれば、肝がんは劇的に減るはずです。

これまでは、肝がんの予防のためには、肝硬変になる前に肝炎ウイルス検査を行い、肝炎をできるだけ早期に発見する努力がされてきました。C型肝炎は1度なると完治しないと考えられていたため、肝炎から肝硬変、肝がんになる過程を極力抑制するということが行われてきたわけです。

肝がんが怖いのは、肝臓には肝動脈や門脈が通っているため、発症するとがんが全身に転移していくことです。しかし、ハーボニーができたことで、肝がんの治療法は大きく変わることになりました。

ただし、がんが見つかった場合は、肝細胞がん、胆管細胞がんともに、病巣を手術で摘出することが第一の選択となっています。

肝細胞がんの場合、大きさが3センチかつ3個以下あるいは5センチで1個の場合には、保険適用で肝移植が受けられることになっています。しかし、「提供者（ドナー）」は少ないため順番待ちとなっています。

【15】どうしたらいい？　そのほかのがん

国立がん研究センターの「2017年のがん統計予測」によると、がんの罹患者数は101万4000人で、2年連続で100万人の大台を突破しました。

また、がんの死亡数は、約37万8000人で、男性が22万2000人、女性15万6000人となっています。罹患者数の約100万人は大都市の人口に匹敵し、死亡者数の約37万人は、地方の県庁所在地の都市人口に匹敵します。つまり、いまの日本は、毎年、中規模都市の1つが、がんによって消滅しているということになります。

では、死亡部位別で見るとどうなっているのでしょうか？

【図表12】が部位別死亡者数です。第1位が肺で7万8000人、以下、大腸、胃、膵臓、肝臓、胆嚢・胆管、乳房（女性）、前立腺、悪性リンパ腫、食道――の順になっています。

すでに前項の**パート【13】**までに、主ながんについて述べてきたので、ここでは、それ以外のいくつかのがんについて述べてみましょう。

【図表12】がん部位別死亡者数（2017年予測）

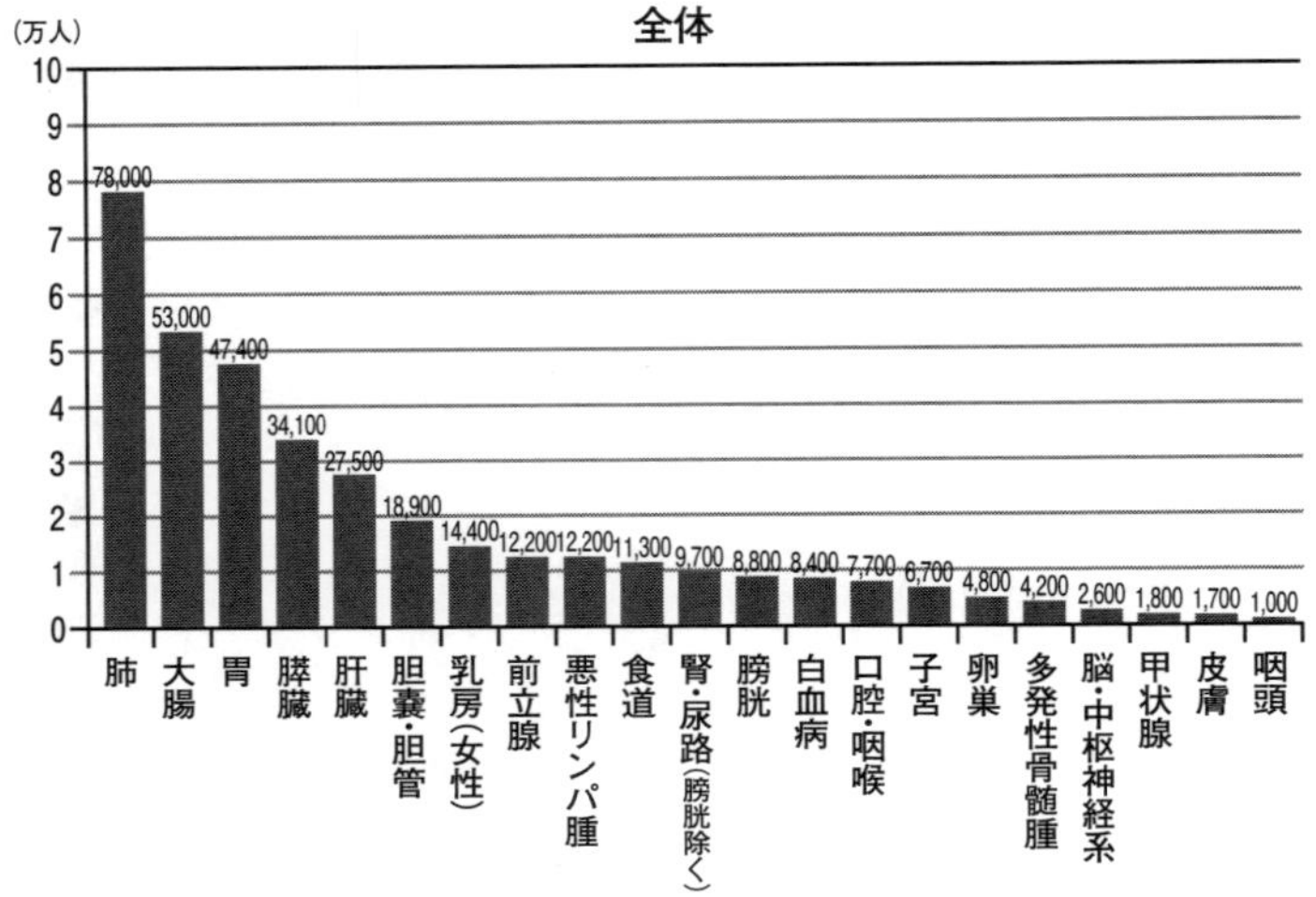

出典：国立がん研究センターがん情報サービス「2017年のがん統計予測」

【食道がん】

日本人の食道がんには特徴があり、その半数が食道中央付近から発生し、次いで4分の1が食道の下部に発生しています。

胃がんなどと同じように、食道がんも粘膜の表面にある上皮から発生します。そして、徐々に大きくなって粘膜下層に広がり、さらにその下の筋層に入り込みます。ここまでがステージⅡですが、Ⅲになるとがんは食道の壁を破って外まで広がっていきます。食道の周囲には、気管・気管支や肺、大動脈、心臓など重要な臓器が近接しているので、がんは次々にこれらの臓器に浸潤・転移していきます。

食道がんは、初期には自覚症状がないので、発見が遅れます。自覚症状が出てから発見されると、たいていはⅢ以降です。こうなると、手術しても治癒は難しくなります。

食道がんの患者さんが自覚症状としてよく訴えるのが、食事をしたときに染みるような感覚がするということです。それが高じて、胸の奥がチクチク痛んだりするようになります。

食道がんは、罹患率、死亡率ともに男性のほうが高く、女性の5倍以上です。したがって、暴飲暴食、飲酒、喫煙が大きく影響しているものと考えられます。

治療法は、もちろん手術ですが、**トピック【8】**で述べたように、開胸手術、胸腔鏡手術とも、難易度が高いとされます。胸腔鏡手術では、胃がんなどと同じように、スネアを挿入してがんを切り取る「ＥＭＲ」（内視鏡的粘膜切除術）と、ナイフで粘膜下層の組織ごとがんを切除する「ＥＳＤ」（内視鏡的粘膜下層剥離術）が行われます。これ以外に、レーザーやアルゴンプラズマ、電磁波を使った治療法があります。がんの深さと大きさから、最適な方法を検討します。

手術と併用して、抗がん剤による化学療法、放射線を患部に照射する放射線療法も行われます。

［前立腺がん］

「前立腺がんと診断され、手術を受けるように言われましたが、どうするべきでしょうか？」と聞かれることがしばしばあります。私の答えは簡単です。「なるべく止めたほうがいいでしょう」です。こう言うと、「やはりそうですか。でも、なかなか言い出せません。断ると医者の機嫌を害し、次の治療が受けられないので……」と、相談者は困った表情になります。しかし、私は「それでも断るべきです」と続けます。

そうしないと、高齢者の場合、寿命を縮めかねないからです。がんだからといって、なんでもかんでも手術するのは間違っています。とくに、前立腺がんは、もっとも手術をしなくてもいいがんと言っても過言ではないと言えます。

ここでアメリカの例を持ち出すと、医療先進国アメリカでは、最近、「患者優先」の医療への大転換が起こっています。医者の言うことをそのまま受け入れず、「賢い選択」(Choosing Wisely:チュージング・ワイズリー)をしようという運動が、全米中に広まっているのです。

この運動は、2011年に米国内科専門医認定機構（ABIM）財団というNPOが始めたもので、いまや70以上の医学会や団体が参加しています。その象徴的な例の1つに、「前立腺がんの早期手術は避ける」があるのです。

なぜこんな項目があるのかと言いますと、前立腺がん以外の原因で死亡した高齢男性を対象とした研究で、驚くべきことがわかったからです。死亡後に遺体を解剖した結果、約半数に前立腺がんが見つかったのです。ということは、この人たちが生存中に前立腺がんを発見して治療したとしても、その効果はなかったということになります。

前立腺がんは、血液検査で「前立腺特異抗原」（ＰＳＡ）という物質の値を測定して、数値が高いと前立腺に針を刺す精密検査が行われて、がんが見つかります。ＰＳＡは前立腺だけで発生するタンパク質です。

しかし、がんが見つかったといっても、前立腺がんはほかのがんに比べると暴れ出すことはなく、進行がすごく遅いのです。アメリカで判明したように、がんを抱えたまま、天寿をまっとうすることもできるのです。

だから、厚生労働省は手術を不必要としたのですが、日本泌尿器科学会はこれに反対し、医者も見つけるとすぐに手術を勧めてきます。しかし、そういう医者は不誠実な医者と言っていいでしょう。

現在、アメリカでは、「ＰＳＡ検査はほとんど無意味」とされ、たとえがんが見つかってもすぐ手術しないで検査を続ける「アクティブ・サーベイランス」という考え方が一般化しています。つまり、手術は、症状が出て、それが健康状態を損なうとなったときだけ行うというわけです。

このＰＳＡ検査がなぜ無駄かは、**トピック【18】**でも述べますので、併せて参考にしてください。

【子宮がん】

女性にしかない子宮がんには、「子宮体がん」と「子宮頸がん」の2種類があります。子宮体がんは子宮内膜がんとも呼ばれ、子宮体部の内側にある子宮内膜から発生します。

一方、子宮頸がんは、子宮の入り口の子宮頸部と呼ばれる部分から発生します。子宮の入り口付近に発生することが多いので、普通の婦人科の診察で観察や検査がしやすいため、発見されやすいがんです。

子宮頸がんは子宮がんのうち約7割を占め、発症は20～30歳で起こり、そのピークは30歳代後半となっています。この点で、子宮頸がんはほかのがんと大きく異なり、またその主原因がウイルス感染という点でもほかのがんと異なっています。

子宮頸がんの発生には、その多くにヒトパピローマウイルス（ＨＰＶ：Human Papillomavirus）の感染が関連しています。ＨＰＶは、性交渉で感染することが知られているウイルスです。近年ではこのＨＰＶの感染を予防することにより子宮頸がんの発症を防ぐワクチンの接種が、各国で広がってきています。

日本でも２００９年に承認され接種可能となりました。接種は6カ月の間に合計3回必要となります。このワクチンは生ワクチン（毒性を弱めたウイルス）ではありませんので、接種によって病気を引き起こすことはありません。よって、いまではワクチン接種が奨励されていますが、副作用から反対する動きもあります。

いずれにせよ、子宮頸がんを発症した場合は、上皮内がんの段階で見つかれば、「円錐切除」という子宮頸部の一部を切除する手術をすることになります。婦人科の細胞検診が定着しているので、子宮頸がんは前がん段階の「異型細胞」で見つかることが多く、ほとんどが完治します。

また、子宮体がんですが、「子宮内膜がん」とも言われるように、子宮内膜に多く発生します。内膜は生理のときにはがれてしまうので、閉経前に子宮体がんが発生することはまれだと言われています。したがって、年齢別に見た罹患率は、40歳代後半から増加して50歳代から60歳代にピークを迎え、その後減少しています。

【甲状腺がん】

福島原発の事故で発症率が増えたと騒がれている甲状腺がんですが、たとえ発症したとしても、それほど心配する必要はありません。がんと聞くと「すぐに手術しなければ」と思いがちですが、甲状腺がんの場合、1センチ以下の微小がんの場合、手術せず経過観察しても問題がないことが多く報告されています。最大径が1センチ以下の甲状腺がんを「甲状腺微小がん」と呼びます。

微小がんは、なぜか進行がほとんどなく、増大もしないのです。それでも大きくなった場合は切除手術を行いますが、結果は、最初の時点で手術した場合と同じで、甲状腺がんが原因で死亡した人はほとんど報告されていません。

甲状腺に、新陳代謝や成長の促進にかかわるホルモン（甲状腺ホルモン）を分泌しています。甲状腺の病気は、男性よりも女性に多く見られ、大別して、腫瘍ができるもの（腫瘍症）とそうでないもの（非腫瘍症：甲状腺腫、バセドウ病、慢性甲状腺炎＝橋本病など）に分けられます。さらに、甲状腺の腫瘍のうち大部分は「良性」であって、がんではありません。甲状腺がんは、1年間に人口10万人あたり7人前後の割合で発症するとされています。

ところが、韓国では、日本のなんと8倍の発症例が確認されています。なぜ、そうなのかの議論が続いていますが、単純に「検査過剰」ではないかと言われています。要するに、しなくてもいい検査をやって、見つけなくてもいい疾患を見つけてしまったというわけです。

【16】誰も知らないがんの手術の「本当の値段」

ほとんどが100万円以下の治療費ですむ

日本では、国民皆保険制度により、治療にかかった費用のほとんどが公的医療保険から補填《ほてん》されます。公的医療保険には、健康保険、共済組合、国民健康保険などがありますが、どの被保険者も医療機関での窓口負担の割合は同じです。未就学児＝2割、6歳〜69歳＝3割、70歳〜74歳＝2割、75歳以上＝1割と決められています。

この制度は他国からうらやましがられるほどの〝素晴らしい制度〟なのですが、1つの大きな問題があります。

それは、ほとんどの人が、自分が受ける治療の実際の値段を知らないことです。そのため、医者から勧められるままに手術を選択してしまう人が多いのです。

これは、レストランに行って、値段を知らないで料理を注文するのと同じです。もちろん、手術

【図表13】がんの種類別治療費

がんの種類	入院の費用		入院外の費用	
	医療費総額	3割自己負担額	医療費総額	3割自己負担額
胃がん	60万5,806円	18万1,742円	2万6,732円	8,020円
結腸がん	59万9,316円	17万9,795円	4万1,884円	1万2,565円
直腸がん	72万2,637円	21万6,791円	5万7,925円	1万7,378円
肝がん	57万3,219円	17万1,966円	3万9,331円	1万1,799円
肺がん	63万8,892円	19万1,668円	5万4,621円	1万6,386円
乳がん	54万2,043円	16万2,613円	5万151円	1万5,045円
子宮がん	59万4,430円	17万8,329円	2万4,166円	7,250円
悪性リンパ腫	90万9,442円	27万2,833円	5万4,253円	1万6,276円
白血病	144万1,368円	43万2,411円	8万630円	2万4,189円
その他のがん	60万2,154円	18万646円	4万3,983円	1万3,195円

出典：がん保険の教科書（http://hokensc.jp/gan/）
※厚生労働省「医療給付実態調査」（平成25年度）をもとに推計

となれば、実際にはかなりの額の治療費がかかります。しかし、それがどれくらいか？　知っている人はどれほどいるでしょうか？　また、手術の値段を医者に聞く人はどれほどいるでしょうか？

がんの手術はいずれもかなりの費用がかかりますが、保険適用の範囲内の標準治療なら、ほとんどが100万円以内に収まります。「5大がん」とされる「胃がん」「肺がん」「大腸がん」「乳がん」「子宮がん」の場合、早期ならば、入院手術しても100万円以下の治療費ですみます。

がんの種類別に、実際にかかる治療費と自己負担額（3割負担）を示したのが、**【図表13】**です。

この図表は、「がん保険の教科書」というサイトに掲載されているもので、元のデータは厚労省の医療給付実態調査の統計です。これをもとにして、保険会社が「治療1件あたりに支払われた費用の平均」を計算したものです。あくまで平均費用なので、たとえば末期がんで、手術を含めてさまざまな治療をした場合などは、とてもこの範囲では収まりません。

とはいえ、5大がんの入院費用は【図表13】にあるように、ほぼ50~70万円のなかで収まっています。したがって、3割負担額なら15~25万円ということになります。

しかし、いくら15~25万円といっても、これは一般庶民にはかなりの負担。いきなりこれを払うのは大変です。そこで、「高額療養費制度」というものが用意されていて、月に支払う限度額が決められています。

高額療養費制度により限度額は月9万円以内

高額療養費とは、1カ月に自己負担する医療費の上限を定め、それを超えた分が保険から給付されるという制度です。上限額は年齢（70歳未満か70歳以上か）と年収によって決められていて、次の【図表14】はその区分を示したものです。もっとも人口が多い所得階層である年収約370万円~約770万円の人（70歳未満）は、この計算式を用いると、限度額は約9万円になります。

【図表15】は、実際にいくらになるか？を、例示したものです。ここでは、医療費が100万円

【図表14】高額医療費制度の自己負担限度額

1カ月の自己負担上限額　70歳未満の場合

所得区分	自己負担上限額
年収約1,160万円～ 健保:標準報酬月額83万円～ 国保:年間所得901万円～	252,600円＋(医療費−842,000円)×1%
年収770万円～1,160万円 健保:標準報酬月額53万円～83万円未満 国保:年間所得600万円～901万円以下	167,400円＋(医療費−558,000円)×1%
年収370万円～770万円 健保:標準報酬月額28万円～53万円未満 国保:年間所得210万円～600万円以下	80,100円＋(医療費−267,000円)×1%
年収156万円～370万円 健保:標準報酬月額28万円未満 国保:年間所得210万円以下	**57,600円**
住民税非課税	**35,400円**

1カ月の自己負担上限額　70歳以上の場合

所得区分		外来(個人ごと)	自己負担上限額
現役並み所得者 (月収28万円以上など窓口負担3割)		**57,600円**	**80,100円＋** (総医療費−267,000円)×1%
一般		**14,000円** (年間上限14万4,000円)	**57,600円**
低所得者 (住民税非課税の場合)	Ⅱ(Ⅰ以外)	**8,000円**	**24,600円**
	Ⅰ(年金収入のみ、年金受給額80万円以下など、総所得金額がゼロの場合)		**15,000円**

【図表15】高額療養費の適用例：100万円のケース

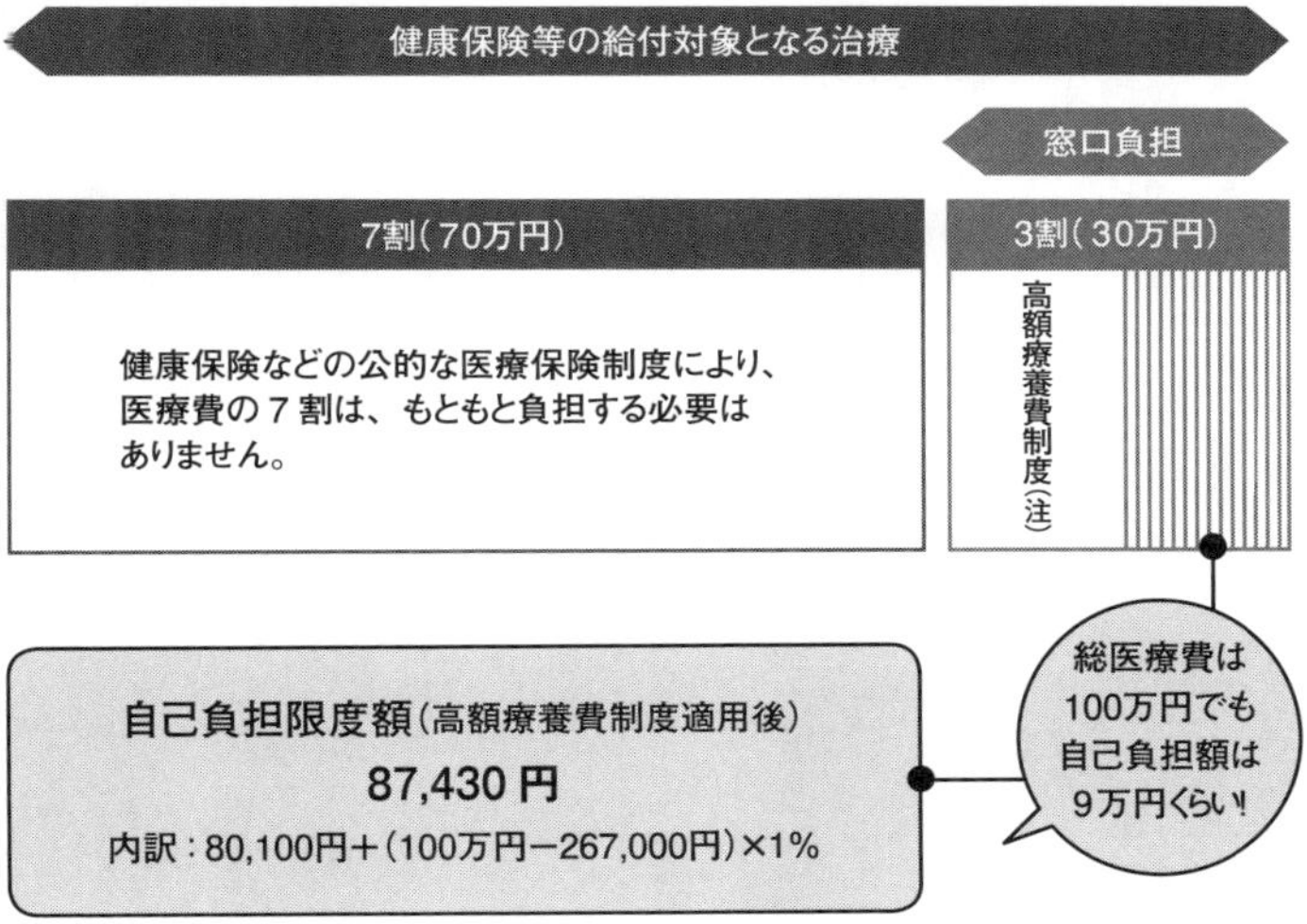

注：高額療養費制度は月初めから月終わりの1カ月間の医療費として計算している。
被保険者の年収等によって医療費の自己負担限度額が異なる。

かかったとして計算しています。

サラリーマンのAさん（55歳）は、年収は500万円なので、【図表14】の「年収約370万円～約770万円」にあたり、自己負担限度額は8万100円に所定の計算から出された額を加えると8万7430円、つまり約9万円となります。

約9万円以上は支払わなくていいわけです。

といっても、この額で治療費が収まるわけではありません。入院したなら、食事代やシーツ代などの入院時生活療養費は自己負担になります。さらに患者さんによりますが、個室、2人部屋、4人部屋を選択した場合は、差額ベッド代がかかります。また、通院にかかった交通費なども考慮しなければなりません。

このように見ていくと、いくら保険適用や公的補助があるとはいえ、やはりがんになればかなりの出費を余儀なくされます。

また、がんの治療は入院・手術だけで終わるわけではありません。その後、通院による抗がん剤治療など、治療が長期にわたることが避けられません。また、3カ月、半年、1年と間を空けながら、検査をして経過観察をする必要があります。いくら上限額が定められているとはいえ、やはり、がんは確実に家計に響きます。

手術、抗がん剤など治療費はこうなっている

それでは、もう少し詳しく、がんの治療法の値段を見ていきましょう。すでに述べたように、がんの治療法は、大別すると、「外科療法」(手術)、「化学療法」(抗がん剤治療)、「放射線治療」の3つになります。

まず手術ですが、これもすでに述べたように大別すると、開腹手術、腹腔鏡手術の2通りです。

たとえば、直腸がんの場合、**【図表13】**では約72万円となっていますが、これは全ステージを通して平均したもので、ステージが進むにつれてかかる費用は上がっていきます。

ステージが0かⅠの場合は、いわゆるポリープの場合と同じで、内視鏡による簡単な除去手術が

行われます。この場合、治療費の実費は20万円未満ですむ場合がほとんどです。もちろん、このケースでもがんの様相によっては開腹手術も腹腔鏡手術も行われます。

ステージⅡになると、開腹・腹腔鏡手術が常態化し、術後の抗がん剤治療も行われるようになります。必然的に治療費は上がり50万円ほどになるとみて間違いありません。なかには、回復が遅れたりするケースがあり、その際は１００万円を超える場合もあります。

ステージⅢ～Ⅳになると、50万円を超えるのは確実です。１００万円以上になるケースも多くなり、術後の抗がん剤治療、放射線治療、経過観察の費用などを加えれば、３００万円を超えるケースも出てきます。

入院期間の目安は３～４週間ですが、人によっては２週間ですむ場合もあるし、１カ月を超えることもあります。なお、開腹と腹腔鏡では腹腔鏡のほうが、圧倒的に費用がかかります。

単純に診療報酬だけで比較すると、開腹による直腸切除・切断術は４万２８５０点（42万２８５０円）ですが、腹腔鏡下直腸切除・切断術は７万５４６０点（75万４６００円）です。つまり、２倍弱の費用がかかるわけです。かといって、患者さんはこの実費を全額払うわけではなく、前記したようにどちらも高額療養費制度により月の限度額が９万円以下ですから、医者が勧めるほうを選ぶのは当然でしょう。

続いて抗がん剤治療ですが、これは投薬と休止のサイクルを決めた治療計画をつくり、効果を見ながらそれを繰り返していくのが一般的です。１つのサイクルはだいたい5～6週間で、これを１コースと呼びます。１コースあたり平均１００万円ほどかかります。医者がやたらと抗がん剤を勧めるのは、このように治療費（診療報酬）が高いことも大きな要因です。

放射線治療は、がん細胞自体を放射線で破壊するというもので、２通りの方法があります。１つは、体の外側から放射線を照射する「外部照射」、もう１つは体内に放射性物質を入れて患部に照射する「内部照射」です。どちらにしても、これらの費用は約60～70万円かかります。

放射線照射は公的保険でまかなえますが、一部の先進医療に属するものは保険適用外となっています。最近よく耳にする「重粒子線治療」や「陽子線治療」などがこれにあたります。これらの費用は３００万円ほどかかり、全額自己負担になります。

そこで、次に、こうした先進治療に関して見ていきましょう。

「先進医療」は保険適用と組み合わせられる

前記したように、日本の公的保険制度は〝素晴らしい〟制度です。しかし、この制度下で自己負担額が割り引きされるのは、国が認可した治療（いわゆる標準治療）だけです。それ以外の治療法、たとえば先進治療と呼ばれるものの多くは保険適用外ですから、全額自己負担となります。

保険が適用されない治療法は２つに分かれていて、１つが「先進医療」、もう１つが「自由診療」

【図表16】先進医療を使った場合の自己負担

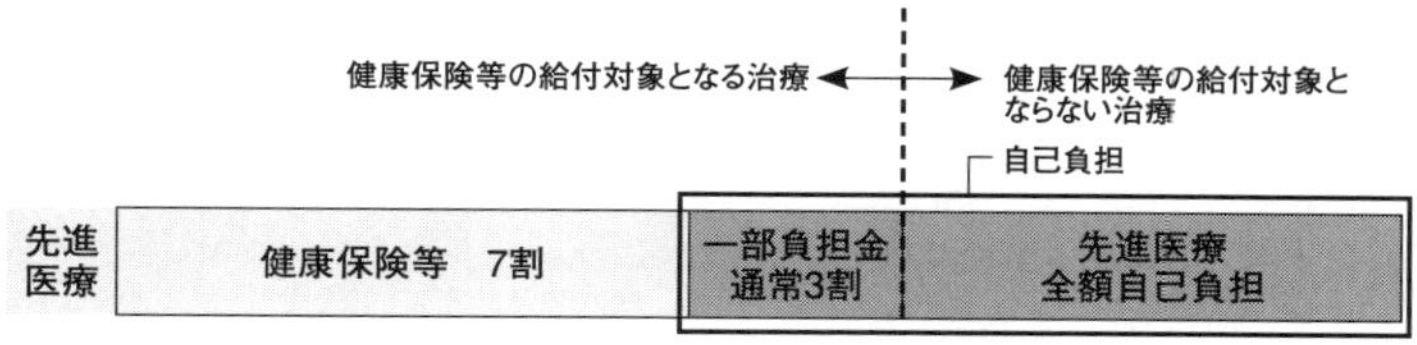

です。

先進医療とは、「厚生労働大臣が定める高度な医療技術を用いた療養」のことで、現在、約１００種類が認下されていて、その多くががん治療です。この先進医療の治療は、厚生労働大臣が定める医療施設で行われる場合に限定され、それにかかる治療費は全額自己負担となります。

ただし、通常の診療・検査・投薬・入院料などについては、保険適用になるので、患者さんは保険適用の３割負担と適用外の先進医療の技術料の全額負担を合計して支払うことになります。

【図表16】が、その仕組みをまとめたものです。

たとえば、総医療費が１００万円、そのうち先進医療の技術料が20万円だったケースを考えてみましょう。

このケースでは、先進医療費20万円は自己負担、残りの80万円が３割負担ですから24万円になります。ところが、高額療養費制度があるので、保険適用の24万円は８万５４３０円に減額されます。すると、20万円＋８万５４３０円＝28万５４３０円となって、総額28万５４３０円が自己負担額となるわけです。

ただし、先進医療とは言うものの、現在、国が認可している治療のなかには、メディアで紹介されているような最先端の治療法はほとんど入っていません。また、それを行うことができる指定病院数も多くありません。そのため、それぞれの先進医療技術の対象患者のうち、実際に先進医療を利用している人は0・1〜0・3%くらいしかいないとされています。

じつは〝先進〟とは言えない「先進治療」

では、先進医療にはどんなものがあるのでしょうか?

代表的なのが、前記した「陽子線治療」と「重粒子線治療」の2つです。この2つとも放射線療法で、体への負担が少ないという特長があります。陽子線はX線やガンマ線と比べて、人体に入っても弱くならず、一定の深さで一気にエネルギーを放出するため、ピンポイントでがん細胞を叩けます。したがって、副作用はほとんどありません。

現在、日本の保険会社はがん保険のオプションに、この2つの先進医療を熱心に勧めています。

「どちらも保険適用外のため、治療を受けるには300万円前後の治療費が必要となります。こんな額はすぐに用意できる金額ではないので、安心のためには入っておいたほうがおトクです」

と勧められ、月々の支払いが300円程度と聞いて、加入してしまう人は多いようです。

しかし、じつを言うと、先進医療というのは、勝手にそう言っているだけで、最先端の治療法でもなんでもないのです。保険が適用されない治療なので、ひっくるめてそう呼んでいるにすぎないのです。

そのため、厚労省のHPでは、〝先進医療〟について次のように記されているだけです。

《「厚生労働大臣が定める高度の医療技術を用いた療養その他の療養であって、保険給付の対象とすべきものであるか否かについて、適正な医療の効率的な提供を図る観点から評価を行うことが必要な療養」として、厚生労働大臣が定める「評価療養」の1つとされています。》

どこにも〝先進〟という表現はありません。それもそのはず、陽子線治療は、アメリカでは半世紀以上も前の1961年から臨床応用が始まっています。しかも、陽子線治療には、大きな欠点があります。それは、1カ所に固まったがん細胞、つまり固形がんを叩くには効果があっても、病巣が散らばったがんの治療には向かないということです。また、再発がんの場合も、治療の対象にはなりません。

つまり、保険会社の勧めで加入しても、実際には使っても効果がないことのほうが多いのです。

自由診療を使うと保険診療も自己負担に

最後に、保険が適用されない「自由診療」についてもふれておきたいと思います。一般的に、自由診療こそ最先端の治療法で、非常に高額なものと思われています。この認識はほぼ間違っていません。全額自己負担になるからです。だから、一般の方は「お金持ちしかできない」と思っていますが、これもまたその通りです。

がんの治療法は日進月歩しています。そのため、新しく開発された医療の多くに厚労省の認可が追いついていない状況です。海外で承認されていて実績があっても、日本ではいつまでたっても認可されないということが、しばしば起こっています。

有効とされる抗がん剤も、日本だけ認可されないという例があります。海外で有効とされても日本で認可されていない抗がん剤に、血液がん、悪性黒色腫（メラノーマ）、前立腺がん、甲状腺がんなどに有効とされるものがあります。これらの抗がん剤の大半は、1カ月あたり100万円以上の薬剤費がかかります。ただし、5大がんでの未承認薬はほとんどありません。

現在、がんの治療で自由診療になっている代表例は、「免疫療法」です。これは、がんの3大療法に続く「第4のがん治療」として、ずっと注目され続けてきましたが、決定的なエビデンスがないという理由で認可されていません。

かつて「丸山ワクチン」がメディアで大きく取り上げられたことがありましたが、これが日本でいちばん知られている免疫療法と言っていいと思います。免疫療法では、がん細胞を直接叩くわけではなく、患者さんが元来持っている免疫力を高めてがんを抑え込みます。そのため、抗がん剤などの化学療法や放射線治療などと違い副作用はほとんどありません。

【図表17】保険診療と自由診療の違い

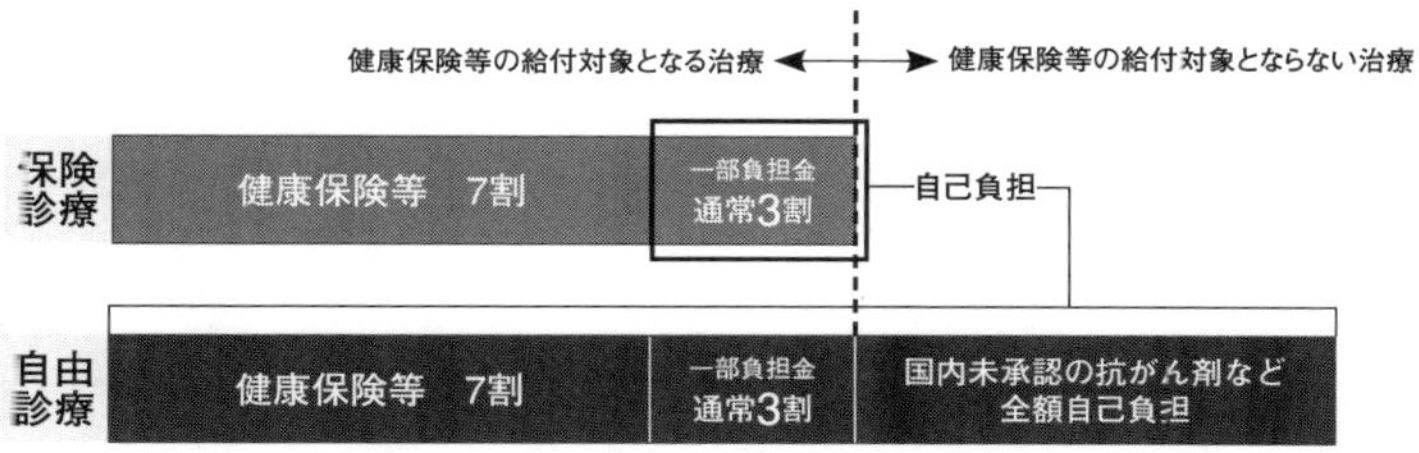

前記したように自由診療を選択した場合、全額自己負担となりますが、問題は、その際に保険が適用される治療も自己負担となってしまうことです。

これを、自由診療と保険診療を併用するので「混合診療」と呼んでいます。しかし、そうすると治療費の実費を全額支払うことになってしまうのです。

【図表17】は、保険診療と自由診療の違いを表したものです。このように自由診療を選択すれば、公的保険は一切利かなくなり、医療にかかる費用はすべて自己負担となります。

ただし、２０１６年４月１日からは患者負担を少しでも軽くしようと、「患者申し出療養」という制度が開始されています。これは、患者が先端治療や認可外の新薬などの医療を申し出た場合、病院側が実施計画、安全性・有効性を証明できる論文を提出して認可されれば、それが実施できるというものです。

この場合、申し出た医療費は全額自己負担ですが、それ以外は保険による１〜３割負担ですみます。

ただし、この申し出ができるのは、大学病院など質の高い臨床研究をしている臨床研究中核病院、または患者の申し出による療養に対応できる特定機能病院などに限られます。また、申し出が出た場合、国は専門家から構成される「評価会議」で審査するので、認可までに時間がかかります。

したがって、現在のところほとんど実施されていません。

【17】「抗がん剤は効果なし」は本当か?

「末期の高齢患者には効果なし」と厚労省

近年、「抗がん剤は効かない」ということが、一般に定着するようになってきました。その結果、手術はしても、術後の抗がん剤治療を拒否する患者さんが増えています。

はたして抗がん剤は本当に効かないのでしょうか?

2017年4月27日、厚労省から、「やはり」という調査結果が発表されました。ひと言で言うと、抗がん剤は「末期の高齢患者には効果なし」というものです。これは、高齢者に限らず末期がんの患者を治療してきた医者なら、ずっと思ってきたことです。

この調査結果は、とくに「延命効果が認められなかった」としていましたが、延命効果が認められないということは、「効かない」「役に立たない」ということに直結するということです。

この調査は、国立がん研究センターと厚労省、経済産業省が主体となり、2007年~2008

年までに、国立がん研究センター中央病院を受診した70歳以上のがん患者約１５００人を対象に実施されたものです。患者をがんの種類別に分類し、抗がん剤による治療を中心に行った場合と、体や精神の痛みを和らげる「緩和ケア」に重点を置いた治療を行った場合での生存期間を比較しています。

その結果、肺がん、大腸がん、乳がんのステージⅣ（末期）の高齢患者については、抗がん剤治療の有無にかかわらず、その生存率は同程度だったのです。

以下、そのときの産経新聞記事（２０１7年4月28日）を引用します。

《肺がんの患者を比較した場合では、受診後の生存期間が0～20カ月は抗がん剤治療を受けた患者の方が多かったが、40カ月以上存命したのは抗がん剤治療を受けなかった患者だけだった。75歳以上では10カ月以上生存した割合は抗がん剤治療を受けなかった患者の方が多く、生存期間も長かった。また、胃がん、肝がんについては、高齢の患者数が少なかったため、評価結果の公表を見送った。

日本では、がん治療実績の情報開示などが進まず、高額な抗がん剤治療が、費用に見合った延命効果があるかを検証するデータはなかった。政府は、この調査結果を基に、年齢や症状ごとに適切な治療を行うための診療プログラムの作成などを進める。》

というわけで、現在、厚労省では年齢別、症状別のがんの標準治療の提供に向けたガイドラインの作成に入っています。そのなかで、抗がん剤がどのような扱いを受けるかはわかりませんが、これまでのように、むやみに投薬するということはなくなると思われます。

医療関係者の４人に１人が抗がん剤に否定的

このように抗がん剤の効果が疑問視されるようになるなか、また注目すべき調査結果が、読売新聞の記事（２０１７年6月9日）により公表されました。

その記事によると、大森赤十字病院（東京都大田区）の佐々木慎・外科部長は、「自分が進行がん患者だったら抗がん剤治療を受けるか」というアンケートを医師53人と薬剤師29人（計82人）にした結果、４人に１人が消極的だったというのです。

質問は自分が「胃がん患者」になったという前提で回答するもので、抗がん剤治療を「受けたくない」「限定的なら受けても良い」と消極的な回答をしたのは、ほぼ4人に1人の21人。その理由としては、「根治しない」「時間が無駄」「延命を望まない」「副作用がつらい」でした。

最近のメディアの流行なのか、どんな治療に関しても「医者はこうしている」という話が多くなっています。医者はなにか特別なことをしている、一般人とは違っていると、世間は考えているようですが、そんなことはありません。

この調査はそうした風潮に対する回答となりますが、この数字をどう見るかは、意見が分かれるでしょう。

4人に1人が否定的といっても、調査した医師は1人を除いて、自分の患者に対しては抗がん剤を勧めており、4人に3人は抗がん剤治療を受け入れるとしているのです。

つまり、抗がん剤の効果に疑問を抱いていても、その治療を正面から否定する医者はそういないということです。おそらくそれは、現在の日本では抗がん剤治療ががん治療の1つの柱となっているからでしょう。それを正面から否定しても仕方ないわけです。

このアンケートは胃がんを想定していましたが、胃の進行がんの場合は、ほとんどのケースで手術と併せて抗がん剤治療が行われています。消化器、呼吸器のがん、乳がんでも、抗がん剤治療は広く行われています。

進行がんの場合、手術で病巣が取りきれなかったり、手遅れだったり、転移していたりした場合は、間違いなく抗がん剤治療が実施されます。また、手術で病巣を取りきっても転移を叩くために抗がん剤が使われます。もちろん、抗がん剤単独の治療もありますが、放射線治療などと併用されることも多いのです。

しかし、抗がん剤の効果は非常に疑わしいものです。白血病や悪性リンパ腫など一部の血液がんを除き、多くの場合、その効果が証明されたわけではありません。最悪の場合は、がんの進行も転移も止まらないばかりか、副作用が強すぎて、かえって悪化させてしまったりするのです。効果より副作用のほうが大きすぎて、体を壊すケースが続出しています。

アメリカでは抗がん剤はほとんど使われない

抗がん剤を、がん細胞を殺すクスリと思っている人は多いでしょう。一般の方はとくにそうだと思います。しかし、がん細胞ばかりか良い細胞も殺してしまうので、メリットよりデメリットのほうが大きいのです。

つまり、「延命」というより「縮命」（命を縮める）効果のほうが強いと言えます。抗がん剤を「増がん剤」と言う医者もいます。

前述したように、「抗がん剤は効果があるのか？　ないのか？」の広範な調査は、これまで日本では行われたことがありません。その結果、医者は疑問を感じながらも、今日まで抗がん剤を使い続けているのです。

しかし、がん治療先進国アメリカでは、いまや抗がん剤治療はほとんど行われなくなり、放射線治療が主流です。さらに、この放射線治療も、「代替医療」の1つの選択肢として行われています。

日本のように、「ともかく手術を」という手術至上主義はアメリカにはありません。

アメリカの医療保険制度は、いくらオバマケアができたからといっても、日本と大きく違っていて、民間の保険が中心です。そのため、保険会社は、患者と医者の都合で無駄でコストがかさむ治療をした場合、保険金を払わないことがあります。

つまり、治療もコストパフォーマンスが要求されるため、治療法に関して詳細な調査が行われ、その結果、多くの抗がん剤が「治療効果なし」となったのです。

医者も患者もこのことを知っていますから、効果のあるがん（悪性リンパ腫など）を除いて、抗がん剤を選択するということはありえません。これは、欧州各国も同じで、日本のように「手術したうえで抗がん剤を使って再発と転移を叩く」という考え方が、そもそもないのです。

手術至上主義について言えば、これがいまも続いているのは、日本人の手先が器用だからでしょう。また、日本では職人気質が尊ばれます。そのため、日本の外科医は世界でもトップクラスの人材が多いのですが、外科医がいくら優秀でも、がんの死亡者数は変わりません。

日本ではがんの死亡者数が年々増えてきました。しかし、アメリカはまったく逆で、代替医療が中心になってから死亡者数が減っているのです。

なぜアメリカは代替医療に切り替えたのか？

アメリカががんの治療法を代替医療に切り替えたのは、もう30年ほど前のことです。国を挙げてがん撲滅《ぼくめつ》に取り組んだアメリカでは、国立がん研究所がさまざまな調査をした結果、従来の治療法が有効でないことが次々に判明したのです。

とくに1988年の報告書では、抗がん剤はがん治療には効果がなく、逆に強い発がん性があることなどが指摘されたのです。たとえば、「抗がん剤・多剤投与グループほど命に関わる副作用は7〜10倍に増える」「多剤投与グループにおいては腫瘍が縮んでも生存期間は短くなる」などで、「抗がん剤では患者は救えない」と結論されたのです。

こうして、アメリカ議会にがん問題研究員会（ＯＴＡ）が設置され、ここで、従来の治療法と代替療法の比較が行われました。代替療法と言うのは、従来の療法とは異なるものすべてを指しています。

その結果、代替治療の効果のほうが従来の3療法より効果があるとわかり、国を挙げて代替医療に取り組むことになったのです。

ＷＨＯ（世界保健機関）は、医学的根拠があるとされるいくつかの代替医療を挙げていますが、そのなかには、インド医学のアーユルベーダから東洋医学の漢方、機能性食品などのサプリメント療法、食事療法、免疫療法などが入っています。

つまり、がんは単に手術で切ってしまえばいいというのではなく、いろいろな治療法によって治していこうというのです。

もちろん、日本でも、代替治療は行われています。

しかし、それは厚労省と医療機関によって定められた医療とは別物として、「民間療法」という枠にひとくくりにされています。3大療法以外なので、免疫療法や遺伝子治療といった最先端医療も含まれますが、怪しいものも入るので、なかなか認知されません。

しかし、アメリカや欧州の例から、抗がん剤はほとんど効果がなく、手術を中心とした従来の3大療法への疑問が続出しているのに、いまだに抗がん剤が標準治療になっていることは知っておいていいでしょう。

なぜ効果がないのに抗がん剤を使うのか？

抗がん剤が効果がないことを知りながら、日本の医者はなぜ、これをやめないのでしょうか？

それは日本では1度ものごとが決まると、それが変更されない限り、誰もやめようとはしないからでしょう。多くの医者は自分の判断でなく、「治療ガイドライン」（マニュアル）に沿って治療を行っています。

がん治療のほとんどは、このガイドラインによって行われるのです。このガイドラインをつくっているのが、各専門学会です。たとえば、「リンパ節への転移がないステージⅡの場合、抗がん剤治療を1クール行い、経過を診ること。投与する抗がん剤は〇〇〇」などと決まっているのです。

もちろん、これを守らなければならないという法律はありません。しかし、もしガイドライン以外の治療を行ってなにか問題が生じたとき、医者の責任が問われかねません。たとえそれが医療ミスではなくとも、訴えられるというリスクがあります。

医者は責任を取ることを極端に嫌うので、こうして効果が期待できないとわかっていても、抗がん剤治療をやめないのです。

では、このようなガイドラインは、どのようにして決められているのでしょうか?

それは、専門学会の幹部である大学教授や大病院の権威ある医者たちが、これまでの研究成果、調査報告などに基づき、医学的な見地に基づいて決めているのです。ところが、この背後には必ず製薬メーカーの資金が動いています。

というのは、大学や病院に研究資金を提供しているのは、国などを除けば、ほとんどが製薬メーカーだからです。

製薬メーカーにとって、抗がん剤は一種のドル箱です。また、病院側にとっても診療報酬が稼げるドル箱です。これがなくなってしまったら、いまのままの病院経営は成り立たないのです。

日本の場合、医療費が公的保険からほとんど補塡されるせいか、患者も家族も治療に関しては無頓着です。アメリカのように費用対効果を考えません。その結果、患者さんとその家族は最期の最期まで「できる限りの治療」をすることを求めます。

これも、効果がない治療法が続く原因でもあります。

縮小効果はあっても症状は緩和しない

抗がん剤には「認可基準」というものがあります。

クスリですから、その効果が医学的に認定されない限り、認可されないのです。

抗がん剤の場合、レントゲン写真などの画像上でがんの大きさが半分以下になること、その状態が4週間以上続くこと、さらに服用した患者の2割以上がこの状態を維持することとされています。

よく考えてください。これで、効果があったと言えるでしょうか？　これでは、一般的な意味ではなにも「効いてはいない」に等しいのではないでしょうか？

抗がん剤の効果には、「がんの縮小効果」とともに「症状の緩和効果」「延命効果」などが挙げられますが、たとえ縮小しても、症状が緩和され延命効果がなければ、効果があったとは言えません。

この点に関しては、大規模な調査結果はありません。

代表的な抗がん剤の「延命効果」は、長くて4カ月とされています。肺がん（非小細胞がん）の抗がん剤「タルセバ」（一般名エルロチニブ）は約2カ月、胃がんの抗がん剤「サイラムザ」（一般名ラムシルマブ）も約2カ月、大腸がん（転移性）の抗がん剤「アバスチン」（一般名ベバシズマブ）は約4カ月とされています。

もちろん、抗がん剤のなかには、前記したように、血液のがんや精巣がん、子宮絨毛がんなどでは有効性が証明されているものがあります。しかし、胃がんや肺がんのようながんでは一時的にがんを縮小させることはできても、それ以上の大きな効果は得られていないのです。

したがって、ここでの結論は、抗がん剤をやめる勇気を持つことです。とくに高齢の方が、抗がん剤治療を受けることに私は反対です。

クスリというのは〝毒〟でもあります。抗がん剤の場合、ほとんどの場合は〝猛毒〟であり、副作用のほうが大きいのです。抗がん剤治療をやりすぎるとがん細胞が小さくなっても、その前に命のほうが危なくなってしまいます。

【18】がん検診は無駄か？　それとも有効か？

将来は尿1滴、血液1滴でがんを発見できる

最近、次々とがんの早期発見法が開発されています。がんは早期発見して治療するのが最善だと信じられているため、この分野の研究では日本は世界のトップレベルにあると言えます。

たとえば、「線虫でがん検査、尿1滴で判定」という画期的な研究が、九州大学発のベンチャーと日立製作所の連携で進んでいると、２０１７年の初めに報道されました。この研究は、体長約1ミリの線虫が、がん患者の尿に誘引される性質を利用したもので、２０２０年までの実用化を目指すと言います。線虫の性質を発見した九州大学助教授の広津崇亮氏によると、「胃や大腸、膵臓など消化器がんの臨床研究では感度が90％」と言いますから、実用化されれば、尿検査だけでがんを早期発見できることになります。

また、２０１７年7月に国立がん研究センターなどは、血液1滴で早期発見できる新しい検査法

を、今後3年を目処《めど》に事業化すると発表しました。

この検査法は、細胞から血液中に分泌される、遺伝子の働きを調節する微小物質「マイクロRNA」を活用するもので、がん細胞と正常な細胞ではマイクロRNAの種類が異なり、一定期間分解されない点に着目したものです。すでに、乳がん、胃がん、大腸がんなど13種類のがんから、それぞれ固有のマイクロRNAを特定したといい、血液1滴で、すべてのステージのがんを95％以上の確率で診断できたと言うのです。

現在、乳がん、胃がん、大腸などのがんの早期発見では、X線や内視鏡などによる検診が行われていますが、これは部位ごとに検査を受ける必要があります。ところが、この検査法だと、1回だけの検査ですむわけです。

このような血液検査によるがん検診は、世界中で研究開発が進んでおり、もっとも期待されているのが、ビル・ゲイツなどのIT投資家と医療大手などが投資している「グレイル」（GRAIL）というベンチャー企業です。グレイルでは、血中のコレステロール値や血糖値を測定するのと同じように、1つの血液サンプルから遺伝子配列を検査し、がんの早期発見を目指していると言います。

また、グーグルが豊富な資金を投入した「グーグルX」（現在はただの「X」という社名）では、医学、物理学、化学、電気工学などの専門家100人によるナノテクノロジー・プロジェクトが行なわれています。ここでは、ナノ粒子を利用したがんの早期発見装置の開発を進めていると言います。これは、ナノテクノロジーとウェアラブルデバイスを結合した検査方法です。さらに、カプセルを飲むだけでがん細胞を発見することができる研究も行われていると聞きます。

しかし、このように検査方法が進化していくなかで、検査そのものが有効ではないのでは？ という見方も根強いのです。

欧米では日本のような国民的規模の検診はない

がんと言えば、「早期発見、早期治療」というフレーズが毎日のように繰り返されます。テレビでは、タレントがたまたま受けた検診でがんが発見され、手術を受けて復帰したというストーリーが感動的に紹介されています。その影響もあって、がん検診を受ける人は年々増加しており、政府も地方自治体も、がん検診を奨励するキャンペーンを行っています。そのため、「がん検診は大事だ」と、思われている方は多いと思います。

次の**【図表18】**は、がん検診受診率の推移です。

胃がん、大腸がん、肺がん、乳がん、子宮がんが、現在、日本で行われている主ながん検診ですが、いずれも検診受診率は年を追うごとに高まっています。胃がん、大腸がん、肺がんにおいては、男性の受診者数は半数に達するようになり、女性の乳がん検診率もいまや3人に1人が受けているという状況です。

【図表18】がん検診受診率の推移

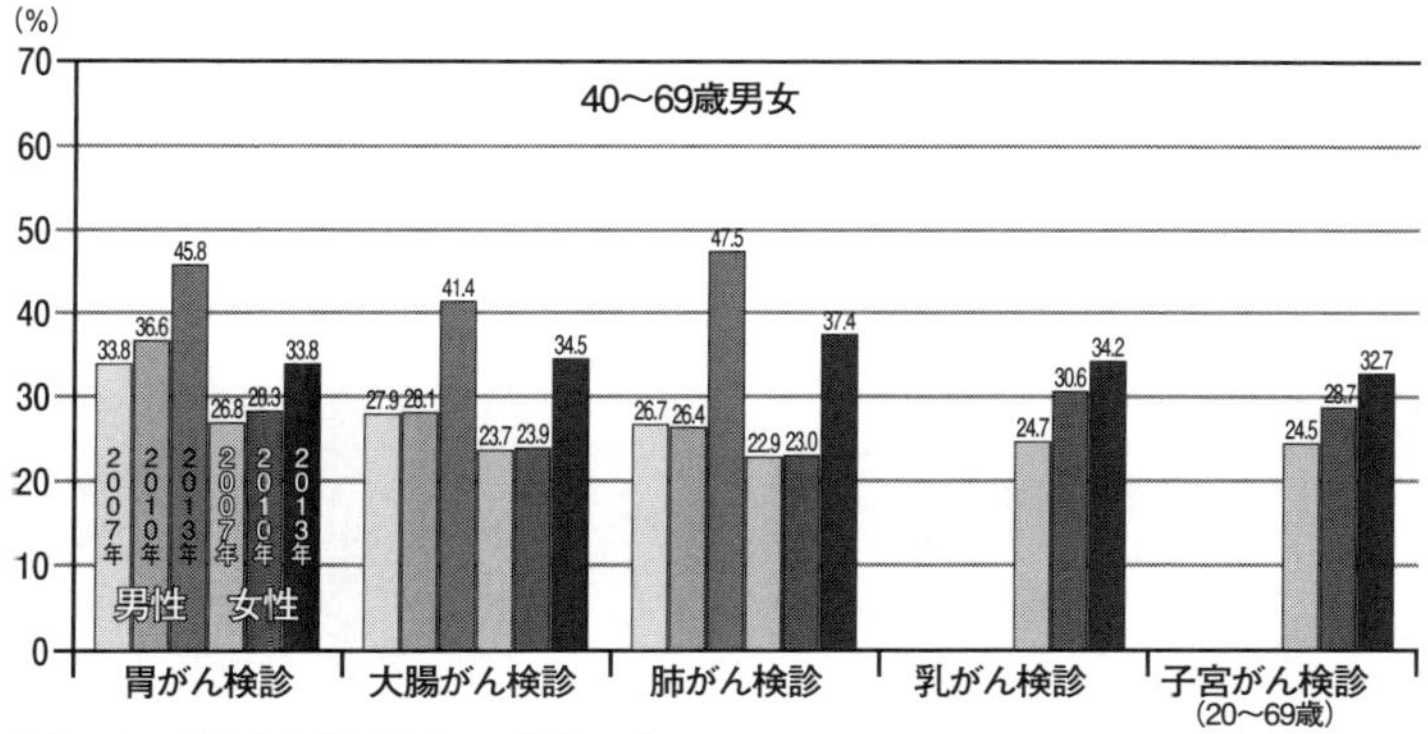

出典：がん統計振興財団「がんの統計'15」

しかし、これは本当に喜ばしいことなのでしょうか？がん検診でがんが発見され、その後治療を受けた人がなにもしなかった人より長生きした、また、早期発見したことでがんが治ったという確実なデータはいまのところありません。一部のがんで検診の有効性は確認されているのですが、ほとんどのがんで検診は無駄というのが、いまのところ世界の医学界の主流な見方です。

したがって、欧米諸国では、日本ほど熱心にがん検診が行われていません。日本では、肺がん検診、大腸がん検診、胃がん検診、とくに女性は乳がん検診を受ける人が多いのですが、驚くべきことに、これらの検診は欧米諸国では国民的規模では行われていないのです。個人的に、思い立ったときに受けるという程度なのです。

なぜなのでしょうか？

これは、「くじ引き割り付け試験」といって、健常な人々をたくさん集めてくじ引きをし、検診するグループと放置するグループとに分けて追跡調査した結果、がん検診は「効果がない」という結果が数多く出たからです。とくに、肺がん検診、大腸がん検診、乳がん検診では、検診しようとしまいと死亡率はほぼ同じという結果が出たので、それ以降、あまり行われなくなってしまったのです。

医療機関ががん検診を止められない理由

そこで、なぜこれほどまでに日本ではがん検診が行われているのかと言えば、それは、あからさまに言えば医療機関が儲かるからです。医療機関は、検診が効果がないとわかっていても、売上を維持するために、これを止められません。

検診や健康診断というのは、病人ではない人を検査するわけです。本来、病院は病人を診るためにあるのに、検査方法が確立されたため、それを健康な人にも拡大するようになったわけです。もともと健康診断は、アメリカで大恐慌以後に医者の失業対策として始められたという経緯があります。したがって、有効性があるかどうか判定されないまま、ずっと行われてきたわけです。

もちろん、健康診断や検診そのものは、受けないより受けたほうが、体調管理のためにはいいと思います。しかし、健康診断や検診の結果に振り回されるのはいただけません。

がん検診にしても、あまりに精密にやると、一生悪さをしないと思えるがんまで発見されてしまい、しなくてもいい手術を受けることになるからです。とくに、前立腺がんなどは、検査法が進化したから発見されるようになっただけで、発見しなくてもいいがんと言えます。

がんの死亡率データそのものにも、根拠がないと言われています。たとえば、くじ引き割り付け試験で、肺がん検診を受けた人1万人と肺がん検診を受けなかった人1万人を追跡調査したとします。その結果、検診した人の死亡が少なかったら、それで検診が有効だったと言えるでしょうか？

たしかに検診によって肺がんが早期発見され、治療を受けることができました。しかし、そういう人は検診を受ける以上、もともと健康志向が強かったはずです。食事や運動に気を使う生活を送ってきたはずです。とすると、そうした生活習慣が死亡率を下げた本当の原因であって、がん検診の効果とは一概に言えないわけです。

いずれにしても、検診を受けていれば安心ということではなく、それ以前に、健康に留意する生活をするほうが大切だということです。

乳がん検診は有効か？　でトラブルに

数あるがん検診のなかで、もっとも広く行われているのが「乳がん検診」です。現在、国は、費用を補助する対策型検診として、40歳以上の女性に2年に1回、乳がんのマンモグラフィ検診を受けることを勧めているので、マンモグラフィ検診を受けた女性は多いと思います。

しかし、このマンモグラフィ検診には効果がない。かえって弊害だとする見方が強いのです。

一般に乳がんの検診は、「視触診」といって見て触れてシコリがあるかどうかを診る方法、「マンモグラフィ検診」、そして「超音波検診」（エコー）があります。このうち、マンモグラフィ検診は乳房をプラスチックの板ではさんで平たくし、乳房専用のX線装置で乳房全体を撮影するというものです。X線を使うわけですから、当然、被ばくのリスクがあります。

さらに、マンモグラフィで見つかる乳がんの多くは、近藤誠氏の言うところの悪さをしない「がんもどき」とされています。ところが、見つかった以上、医者は手術を勧めます。たとえステージ0であっても手術を勧める医者は多く、それで全摘手術を受けるとなると乳房を失ってしまうことになるので、マンモグラフィは無駄と言うより弊害のほうが多いとされるのです。

たとえば、元プロレスラーの北斗晶さん、タレントの生稲晃子さん、タレントの麻木久仁子さんなどが検診で乳がんが発見され、一部あるいは全摘手術を受けています。そうして、検診の必要性を訴えていますから、若い女性までマンモグラフィを受けるようになり、検診受診者は目立って増加しています。そのため、乳がんの患者数も増加の一途をたどっているのですが、死亡者数は減ってはいません。

つまり、乳がんの場合、検診はがんを見つけるだけであって、がんそのものを防いだり、生存率を高めたりしていないのです。

婦人科の医者の多くは、「マンモグラフィは20代、30代の女性にとってはする必要がないばかりか、デメリットのほうが大きい」と口をそろえます。

２０１０年にＴＢＳがドラマ『余命1ヶ月の花嫁』の放映のキャンペーンとして、20代、30代の女性を対象に、乳がん検診キャラバンを行ったことがあります。

このとき、乳がんの専門家はキャラバンの内容の見直しを求める要望書を送ったのです。要望書を送ったのは、中村清吾・昭和大教授や上野直人・米ＭＤアンダーソンがんセンター教授ら、乳がん治療の第一線で活躍する医師のほか、がん経験者、患者支援団体のメンバーでした。

彼らは「科学的根拠のない検診を、正しい情報を発信すべきテレビ局が行うことは倫理的に問題が大きい」として、抗議したのです。

肺がんＣＴ検査、胃がんバリウム検診は無意味

このように、がん検診のなかには、その有効性が疑わしいものがいっぱいあります。そこで、具体的にどんな検診が無意味で、どんな検診が有効かをまとめておきます。

まず、無意味なものの代表的なのが、肺がん検診でしょう。胸部Ｘ線検査でがんが見つかる確率は5％とされています。また、ＣＴによる肺がん検診では、非喫煙者や女性が対象の場合に、「過剰診断がん」とされるものが大量に見つかることが指摘されています。

過剰診断がんというのは、放置しても症状が出るほど進行せず、検診を受けなければ発見される

ことのなかったがんのことを言います。いわゆる「がんもどき」です。こうした過剰診断が治療を必要とするがんの8倍近く見つかってしまうと言うのです。

とすると、こうした検診は、かえって害をもたらすと言うほかありません。発見されなければ問題はなかったのに、たまたま発見されたために、検診者に心理的なショックを与え、さらに、精密検査や治療まで行われてしまうからです。

胃がん検査に関しては、現在でも広く行われている胃X線検査（バリウム飲用）は、まったく無駄なので、やってはいけないと断言できます。はっきり言って、この検査を受ける医者はほとんどいません。なぜなら、がんの発見率が低いうえ、X線を使うので、大量被ばくという大問題があるからです。バリウムを飲用してのX線検査では、最低8枚のX線写真を撮影するだけでなく、撮影の合間にも放射線を使って胃の状態を透視します。

すでに胃がんの主要原因はピロリ菌の感染だとほぼ証明されているので、この感染の有無をまず調べたほうがよほどいいわけです。さらに、これと胃粘膜の萎縮度を示すペプシノゲン値を組み合わせた「胃がんリスク検診」が提唱されていますが、まだ厚労省は認めていません。ちなみに、バリウム飲用によるX線検査は日本で開発され、世界で日本だけで行われている「ガラパゴス検診」です。

厚労省は、長くこのX線検査を推奨してきたのですが、２０１５年に方針転換して、今度は内視鏡検査を勧めるようになりました。しかし、この内視鏡検査もそれほど効果があるとは言えないのです。

現在、胃と腸で内視鏡検査は広く行われていますが、これにはリスクも伴います。

大腸がんの内視鏡検査で無用な切除手術

たしかに、内視鏡検査が行われるようになって、がんが見つかる確率は上がりました。胃がんも大腸がんも、早期発見できさえすれば、手術をすることで生存率も高まるので、この点では検査は有効と言えます。

しかし、それ以上にリスクがあります。

大腸がん検診は、まず「便潜血検査」と言って、いわゆる検便を行います。これは、便の表面を採便棒でこすり採り、便に混じった出血を見つけるための検査です。便潜血検査で陽性（プラス：出血反応あり）となった場合、内視鏡検査を行うように勧められます。

内視鏡検査では、先端にＣＣＤ（固体撮影素子）を搭載した電子スコープを入れるので、消化器の粘膜を直接観察できます。これで、たいていポリープが見つかるのですが、小さいものならほぼ問題はありません。生体検査をやり悪性と診断されない限り、除去手術を行う必要はありません。

それなのに、ポリープならなんでも「将来がんになる可能性があるから」と切りたがる医者がいるのです。これが最大のリスクです。

なぜなら、内視鏡を入れることで腸壁が傷ついてしまったり、麻酔で体にダメージが残ったりする場合があるからです。とりわけ、高齢者は要注意です。内視鏡は日々技術が進歩して、より小型化・柔軟化していますが、肝心の医師の腕がそれに追いついていないのです。上手な医者と下手な医者では、結果に大きな違いがあることを知っておいてください。

また、内視鏡の検査は、1回やれば少なくとも5年はやる必要がないものです。アメリカ消化器病学会では、1度高性能の大腸内視鏡検査で陰性と出たなら、その後10年必要がないというガイドラインを出しています。しかし、日本はやりすぎで、「2年おきにやりましょう」と言う医者もいるのです。

前立腺がんの手術でダヴィンチを減価償却

近年、前立腺がんの発見率が異常に高まったのは、「前立腺特異抗原」（ＰＳＡ）検査が一般化したからです。**トピック【15】**で述べたように、ＰＳＡとは前立腺だけで発生するタンパク質のことで、血液中にこの物質の量が増えるとがんの可能性が高いとされます。

そうなると、さらに精密検査されて、がんが発見されるというわけです。

がんが発見されると、病院は必ず手術を勧めてきます。とくに、「ダヴィンチ」という手術ロボットの設備を持っている病院だと、手術を強く勧めてきます。なぜならダヴィンチが前立腺がんの手術に向くのはもちろんですが、最大の理由として、これを稼働させて減価償却したいからです。ダヴィンチはアメリカで開発された手術ロボットで、1台3億円以上します。ですから、使わないで放置しておくわけにはいかないのです。

ダヴィンチによる前立腺がんの手術では、腹部に5カ所の孔をあけ、そこから3Dカメラと手術用鉗子を挿入し、医者はこの3D画像を見ながら手術を行います。人間というのは、高価で最先端のマシンほど使いたくなるものです。医者も同じです。

しかし、前立腺がんは**トピック【15】**で述べたように、放置しておいてもほぼ問題のないがんです。

そのため、アメリカではほとんど手術を行いません。ダヴィンチの本場がやらないのに、日本だけがやっているのです。ここでもまた、日本の医療はガラパゴス化しています。

アメリカの男性が前立腺がんと診断される生涯リスクは17パーセントと、かなり高いものです。しかし、前立腺がんによって死亡するリスクは3・4パーセントと極端に低いのです。こうした調査データを踏まえて、アメリカ臨床腫瘍学会では、「平均余命10年未満で、尿が出にくいといった前立腺に関係した症状がない男性に対してPSA検査をしてはならない」としています。

前立腺がん検診に、数あるがんの検診のなかでももっとも無駄な検査でしょう。

高齢になったらがん検査を受ける意味はない

がん検診で、よく「生検」ということを聞くと思いますが、これは「生体検査」のことで、がんと疑われる組織を病理的に診断するものです。この診断は、専門の病理医が行います。

しかし、病理医は現在、全国に２４０５人しかいません。東京には４２０人いますが、地方には10人ほどしかいない県もあるのです。全国に病院が約８５００軒あることを考えると、病理医の数は圧倒的に足りないのです。がん拠点病院だけに限っても約1割に常勤病理医がいません。

厚労省の地域がん診療連携拠点病院の指定要件に「専従の病理診断に携わる常勤の医師を１人以上配置すること」とありますが、この要件を満たせない大病院もあるわけです。

このため、なにが起こるかというと、検査の遅延と検査ミスの増加です。

生検の結果で陽性か陰性か診断され、それによって治療が決まることを考えると、これは大変な事態です。検診の最後の段階の結果の信憑《しんぴょう》性が低くなるからです。

さらに、よく血液検査で「腫瘍マーカー」ということを聞くと思いますが、これにも問題点があります。

健康診断では腫瘍マーカーの血液検査はオプションですから、追加料金がかかります。しかし、この検査はがんを早期で見つける検査ではありません。もともと、腫瘍マーカーは、進行がんの患者さんに対して抗がん剤治療を行った際、その効果の測定や再発の目安のために検査するものです。したがって、最初のがん検診でこれを申し込む必要はありません。しかし、病院によっては、そういう説明をしないところもあるので要注意です。

いずれにしても、がん検診は、命にかかわるがんを見つけることが最大の目標です。がんならなんでもかんでも見つければいいというものではありません。

この辺のところを十分に考えて受けるべきです。

もう1つ、高齢者のがん検診は無駄です。歳をとって、平均寿命の5、6年ぐらい手前までできたら、がんを早期で発見する意味があるでしょうか?　元気で長生きを望むなら、逆にやらないほうがいいと思いますが、どうでしょうか?

【19】がんの名医、信頼できる外科医選び

病院ではどうやって執刀医を決めているのか

ここまで述べてきたように、手術をするとなると最大の問題は、やはり執刀医でしょう。腕がいいか悪いか、器用か器用でないかで、術後が決定的に違うからです。

もちろん、手術は1人でやるわけではありませんから、執刀医をサポートする執刀チーム全体の質も大事です。

そこでまず、執刀医がどうやって決まるのかを述べてみます。

どこの病院でも、消化器、呼吸器など専門分野別に組織がつくられており、その科には専門別の手術チームなるものが複数存在します。たとえば、直腸がんの手術ならヘッドは○○医師、サブは××医師などとなっており、患者の症状の具合によってどのチームが手術をするか決まります。このチームは固定ではなく、状況によって組み替えが行われることもしばしばあります。

難易度が高い手術なら指導的立場にあるベテラン医師が中心になり、比較的簡単な手術なら若手の医師でチームが組まれたりします。いずれにせよ、病院は上下関係がはっきりした組織なので、誰が執刀医としてチームのトップになるかは、患者さんにとっては極めて重要です。

大学病院なら、専門科別に主任教授がいて、その下に准教授、講師、助教などの順に組織ができています。したがって、その主任教授が世間的に知られた外科の名医で、その人の手術を受けたいとしても、そうなるかどうかはわかりません。

そこで言えるのは、医療関係者にコネがあるなら、手術してもらいたい先生と病院をご自身でまず決め、紹介状を持ってその病院に行き、直接、そうした医師に執刀を依頼することです。そうして、できるなら、その下のチームに挨拶をすることです。

つまり、事前の病院と医者選びが、もっとも大事だということです。しかし、多くの患者さんは医療関係者にコネを持っていません。

経歴、肩書き、評判よりも腕がいいかどうか

現在、新聞や週刊誌などのメディアで数多くの「がんの名医」が紹介されています。また、NHKなどのテレビでも、「ゴッドハンド」を持つ外科医がドキュメンタリー番組などに登場しています。

しかし、こういう外科医の手術を受けるとなると、前記したようなコネが必要です。単に漫然と、紹介状を持ってそういう外科医がいる病院に行ったとしても、その名医が執刀してくれるとは限らないからです。

また、たとえば患者さんが地方在住で、名医が東京の有名病院にいたとしたら、上京しなければならないわけですから、それを含めてかなりの財力が必要になります。たとえ手術だけを頼み、術後のケアは地元の病院でやるとしても、おカネがかかります。

したがって、どの世界でもそうですが、コネとおカネがものを言うのです。日本は国民皆保険で、保険証1つでどの医療機関もフリーアクセスできるようになっていますが、その内実は違うのです。また、メディアで華々しく取り上げられているような「名医」のスケジュールは、1年先まで埋まっていることも珍しくありません。

そこで、もっと実際に即して、なにができるかを考えることが大切です。

有名ではなくとも腕がいい医者は数多くいます。ただ、病院のようなところは閉鎖社会ですから、周囲が知らないだけです。よって、メディアも知りません。また、ネットの書き込みは主観のオンパレードで、たとえば愛想がよく、患者の話をよく聞いてくれる性格のいい医者を「いいお医者さん」などと書き込んでいます。これは、単なる思い込みにすぎません。愛想などなかろうと、外科医は腕がよく、真剣に手術に取り組んでくれればいいのです。もちろん、愛想のよさや性格のよさは大切ですが、外科医の場合は、それは優先順位の3番目以降のポイントです。

また、最難関医学部卒、海外留学などという経歴や肩書きもあてにはなりません。成績がよく、アタマがよくても、それと手術の出来不出来とはなんの関係もありません。

では、どういった外科医が執刀医として理想なのでしょうか?

1番目に「腕のよさ」、2番目に「実績」

執刀医選びの最大のポイントは、腕のよさです。

たとえば、これを美容師に置き換えてください。カリスマ美容師の最大のセールスポイントは、やはり腕のよさであるはずです。外科医もまた同じなのです。

「手術はアートだ」と言った医者がいましたが、これは間違っていません。手術の完成度の高さによって、患者さんの術後は決まってしまうからです。

では、腕の〝良し悪し〟をどうやって知ったらいいのでしょうか?

これはもう内部の評判しかありません。それを聞き出すべきです。医局の中では、何先生が上手くて何先生が下手であるかという情報は誰もが共有しています。トラブルを起こしたり、パニックを起こしたりする医者は限られていて、誰もが知っているのです。したがって、これを聞き出すことです。

それができないとしたら、ご自身の目で確かめるほかありません。がんを発見した診療所や病院の医者から紹介状をもらって行った先の大病院で担当になった医者を、ご自身の目で確かめるしかありません。

メモを取る手先、あるいはパソコンのキーボードを打つ手先が不器用だったら、そんな医者の手術を受けてはいけません。執刀医は誰なのかを聞き出し、それが本人なら、なんとかして執刀医を代えてもらうべきです。場合によっては病院を移ってもかまいません。

また、執刀医が担当になった医者と別人なら、その医者の実績を調べ、院内の評価を聞き出すように努めなければなりません。

いまでは、ほぼどこの病院も科目別に年間手術数（実績）を公開しています。しかし、その数がいくら多くても、それをいちばんこなしたのは誰なのかは聞かなければわかりません。また、医者個人の手術数が出ていたとしても、これは基本的に自己申告制なのであてにはならないのです。

また、担当医が執刀医だとしたら、本人に実績をたしかめることも忘れてはいけません。腕のよさに続く、2番目のポイントは、これまでの実績だからです。

たとえば、「先生、僭越《せんえつ》ですが、私と同じようながん患者の手術をこれまでどのくらいやってこられましたか？　また、私の手術は難易度から言ってどれくらいですか？」などと、はっきり聞いてしまうべきです。

患者が真剣に聞いているなら、ふつうの医者ならこれに答えます。しかし、明らかに嫌な顔をする医者は、腕も悪く実績にも乏しいと思って間違いないでしょう。

手術を乗り切るタフな精神力と体力が必要

腕と実績の次、3番目に重要なことは、医者のやる気というか、挑戦する気構えというか、そういうタフな精神力と体力です。

がんの手術でも難易度が高いものは、延々10時間以上に及ぶことがあります。外科手術というのは一種のマラソン競技なのです。となると、必要なのは十分な体力とタフな精神力です。

したがって、性格的に短気で、いらいらしがちな医者はいい外科医とは言えません。診察室での問診で、患者を前に貧乏ゆすりをするなど、落ち着きのない態度を見せる医者は信用できません。このような医者に手術をしてもらうのはリスクが大きすぎます。

4番目は、やはり謙虚さです。腕がよくても自分を過信している医者は避けるべきです。手術にはハプニングがつきもので、たとえば、思いがけず大量出血にあったときなど、謙虚にそれに対処しなければなりません。

ほとんどの医者はエリート意識のかたまりです。小さいころから批判されずに育ってきたので、自分がミスを犯すということはありえないと思っています。だから、謙虚さがある医者はまれなのです。いちばん気をつけたいのは、「絶対大丈夫です」などと言う医者です。自信過剰な外科医は避けるべきです。

執刀医がなかなか決まらないということもたまにあります。そういうなかで、執刀医が決まり、患者と家族が執刀医と面談する機会が訪れます。こういうとき、自分の名刺を患者さんに手渡し、きちんと自己紹介をしてくる医者はほとんどいません。

したがって、そういうことをしてくる医者は、今回の手術は責任を持ってやりますと言っているのと同じですから、信用できます。逆に自分の腕に自信のない外科医ほど、名刺を出したりせず、また、自己紹介もほとんどしないのです。

不安を感じたら医者の変更を申し出る

以上が、私が考える執刀医選びのポイントです。

このポイントに沿って医者を観察し、もし、気に入らないと思ったり、不安を感じたりしたなら、積極的に医者を替えるべきです。おそらく嫌な顔をする病院が多いでしょうが、執刀医の変更を申し出て、それを積極的に受け付けてくれるところもあります。単純に「もっと経験がある先生をお願いしたいのです」と言えばいいのです。そして、「無理なら、さらに専門的な病院で手術したいと思いますので紹介状を書いてください」と申し出るのもいいと思います。

実際、難治性のがんだと、より高度な病院を積極的に紹介してくれる病院、医者はいます。医者の世界はネットワークなので、本当に困っている患者さんには、医者のほうもちゃんとサポートしてくれるのです。患者に頼まれればいやと言えない医者は確実にいます。

最後に、最近もてはやされているセカンドオピニオンですが、これを積極的に活用することをためらってはいけません。ただし、担当医に申し出るときには、次の2つのことを明確にしておく必要があります。

1つ目は、なぜセカンドオピニオンを求めたいのか、その理由です。不安を感じているなら、それを率直に言うべきです。2つ目は、どこの病院、あるいはどの医者にセカンドオピニオンを求めたいのか、それを決めてから申し出るということです。

この2つを明確にして、「必要な書類をお願いしたいのですが」と言えば、ノーと言う医者はいないと思います。

【20】老化は避けられないのか？　長寿遺伝子とはなにか？

「フリーラジカル説」と「プログラム説」

がんを老化現象の表れと捉えれば、それでは、老化とはなにかということが問題になります。人はなぜ老いるのでしょうか？　なぜ死ぬのでしょうか？　これが解明されない限り、がんを完全に克服することはできないし、健康で長生きする（つまり「長寿」）ためにどうすればいいのかもわかりません。

不老不死は人間の昔からの願いですから、これが解明できれば、不死とはいかないまでも、少なくとも現在の人間の寿命は延ばせるはずです。

こうして、「老化（エイジング）」の研究が世界中で続けられています。しかし、いまだに諸説があり、どれもまだ解明されていません。

老化研究のアプローチとしては、大別して２つの方法があります。１つは、実際の長寿者（１０

0歳を越える「百寿者」＝センテナリアン）に着目する方法、もう1つは、生命の基本単位である細胞に着目する方法です。

この細胞に着目した研究では、現在、2つの有力な説が唱えられています。1つは、ストレスや紫外線などの環境要因によって、細胞内に有害物質が発生し、機能低下が進んで老いていくというものです。たとえば、一般にもよく知られている活性酸素によって身体がダメージを受け、老化が発生するという「フリーラジカル説」がこれに当たります。

もう1つが、遺伝子によって老化や寿命が、初めから規定されているとする説です。たとえば「プログラム説」というものがあり、この説では、それぞれの細胞には分裂できる限界が初めから決められていて、その回数を超えて分裂できないとされています。最近では、遺伝子には最初から老化を促進させたり抑制させたりするものがあるという説、つまり「長寿遺伝子」の存在も知られるようになってきています。

じつは、このような老化研究は、医者の立場から言うと、邪道です。なぜなら、医療というのは目の前の病気やけがを治すことが使命とされ、それで発達してきたからです。老化そのものは、病気やけがではありません。つまり、それを研究するなどということは、以前は医療研究機関の関心外だったのです。

長寿遺伝子「サー・チュイン」の発見

そうした流れを変えたのが、遺伝子研究の進展です。２０００年、マサチューセッツ工科大学（ＭＩＴ）教授のレオナルド・ガレンテ氏などのグループが、「サー・チュイン」という遺伝子が活発に働くと寿命が延びるという報告を発表してから、老化研究の潮目が大きく変わりました。その後、日本でも日本抗加齢医学会ができ、当初は20人から出発した会員がいまや７５００人以上になっています。

サー・チュイン遺伝子の研究はいまも続いており、サー・チュイン遺伝子以外にも長寿に関連する遺伝子が50個から１００個はあると見られています。

とはいえ、このような長寿遺伝子がいくら活発化しても、体に悪いもの（たとえば発がん物質など）を食べていたら長生きはできないわけで、老化研究はいまの段階では長寿に結びついていません。

ギネスブックが認定した人類の最長寿者はジャンヌ・カルマンさんというフランス人女性で、１２２歳まで生きた記録が残っています。また、日本人では、泉重千代さんが１２０歳まで生きました（現在は否定され１０５歳説が主流）。このことから、人間の寿命の限界は１２０歳前後ではないかと言われています。

はたしてこれを、将来、130歳、140歳と延ばすことが可能なのでしょうか？

ちなみに、122歳まで生きたジャンヌ・カルマンさんの大好物は赤ワインとチョコレートだったと言います。

「長寿遺伝子」を探せ！

現在、多くの研究者が「長寿遺伝子」を研究しています。

アメリカでは、長寿者の遺伝子情報をくまなく調べる研究がいくつも行われています。日本でも、国立循環器病研究センター、国立遺伝学研究所、東大、京大などが、長寿遺伝子の作用を解明する研究を行っています。

長寿遺伝子とは、平たく言えば、「老化や寿命をつかさどる遺伝子」であって、前記したように50個から100個ぐらいはあるとされているので、これを見つけ出して遺伝子情報を操作すれば、老化を遅らせ、寿命を延ばすことも可能だと考えられているのです。

長寿遺伝子は、普段は眠っていてあまり働いていないのですが、なんらかのかたちでスイッチを入れる（活性化する）と、老化のスピードがスローダウンするところまでは確認されています。となると、人類の夢である「不老不死」は、将来的には可能になることも考えられるのです。

秦の始皇帝は、「海中の三神山に不死の薬がある」と進言した臣下の徐福に、その薬を探しに行かせたと言われています。徐福到着の伝説は、たとえば和歌山県など全国各地に残っています。この徐福の旅は、現代の長寿遺伝子探しと同じと考えられます。

長寿遺伝子探しの口火を切ったMITのガレンテ教授は、長寿遺伝子とされるサー・チュインを、酵母菌の中から発見して命名しました。サー・チュインの頭文字である「Sir」とは、「サイレント・インフォメーション・レギュレーター」の略で、「静寂情報装置」といった意味だと言います。教授は、サー・チュイン遺伝子を取り除くと、酵母菌が早死にし、逆に増やすと長生きすることを解明したのです。

空腹が長寿遺伝子の動きを活発化させる

サー・チュイン遺伝子には、次の3つの特徴があるとされています。

(1) 暖かい環境では活動しない
(2) 取り除くと早死にし、増やすと長生きする
(3) 活性化しないと効果がない

つまり、寿命を延ばすためには、活性化が必要となります。では、どうやったら活性化のためのスイッチを入れられるのでしょうか?

実証実験によると、それは空腹と言うのです。

サー・チュイン遺伝子は、飢餓状態になると目覚め、細胞中のミトコンドリアを活性化させてエネルギー効率を高め、活性酸素の害を防ぎます。つまり、免疫力低下を防ぐわけで、それによって抗がん作用も高まります。こうして、老化が抑制されるというわけです。

よく、赤ワインに含まれるポリフェノールが体にいいと言われますが、ポリフェノールの一種である「レスベラトロール」という物質が、スイッチとして働くこともわかりました。これは、ハーバード大学のデービッド・シンクレア准教授が発見したもので、カロリー制限をしていないマウスにレスベラトロールを投与したところ、サー・チュイン遺伝子が活性化され、寿命が延びたというのです。サー・チュイン遺伝子は、動物の進化の長い飢餓の歴史のなかで、飢餓対策として生まれたものと言われています。空腹でも生きられるようなメカニズムが、進化の歴史のなかで生まれたわけです。

また、百寿者（センテナリアン）の調査では、彼らが若いころから小食であり、サー・チュイン遺伝子の働きが活発だったことがわかっています。

私は、60歳からの健康法として「運動六分」「腹八分」「睡眠十分」という「六・八・十健康法」を提唱しています。運動は若いころの六分に控える、食事も八分でいい、ただし睡眠は十分に取るというのが、この健康法です。

このうちの「腹八分」は、長寿遺伝子の研究からも裏付けられていると言えます。

【21】長生きはそんなにいいことなのか？

「長寿大国」は「寝たきり老人大国」でもある

トピック【20】で述べたように、世界中で長寿の研究が行われ、人間の寿命が延びる可能性が出てきました。しかし、長生きすることはいいことなのでしょうか？　もちろん、いつまでも元気で健康でいることに越したことはありません。しかし、元気で健康でいられないとしたら、長生きは必ずしもいいことではありません。かえって苦痛をもたらすこともあります。

２０１７年7月、厚労省が発表した「２０１６年分の簡易生命表の概況」によると、日本人の平均寿命は、女性は87・14歳、男性は80・98歳となっています。男性の平均寿命が80歳を超えたのは２０１３年のことで、これで連続4年ということで、この厚労省発表は新聞からテレビまで大きく報道されました。かつて日本は平均寿命世界一でしたが、現在は香港に抜かれて第2位。それでも、世界に冠たる「長寿大国」なので、メディアはこれを誇らしく報道するのです。

しかし、この長寿大国の現実は、けっして誇れるものではありません。メディアはあまり取り上げませんが、現実は悲惨を極めているのです。なぜなら、日本は世界一の「寝たきり老人大国」だからです。

現在、全国で約200万人の高齢者が、寝たきりで暮らしていると言います。正確な統計はありませんが、そのなかには、人工呼吸器を付けて生かされている人、口から食物を摂れなくなったのに胃瘻を取り付けられて生かされている人などが、何十万人もいるのです。この人たちは、自身ではなにもできず、他人の支えがなければ生きていけません。

これほどまでに多くの高齢者が、寝たきりで漫然と生かされている国は、世界でもありません。

欧米諸国の場合、人が自力で生活できなくなった時点で、どうやったら自然に死なせていくことができるかを周囲が考えます。しかし日本は、できる限り生かそうとします。そのため、栄養剤を補給するための点滴を行い、さらに胃瘻を取り付け、最期は人工呼吸器まで取り付けて生かし続けるのです。

胃瘻を取り付けるのは「老人虐待」だ!

胃瘻というのは、口から物を食べられなくなった患者に、チューブを通して胃に直接、栄養物を送り込むものです。これはある意味で素晴らしいことですが、取り付けるとしたら、回復が見込める患者さんに限定すべきです。なぜなら、老化により口でものを食べられなくなった高齢者は、これを付けた時点で、ほぼ間違いなく2度と口から物を食べられなくなるからです。

つまり、回復はしないのです。そうして、結局は、徐々に衰えて死んでいくことになります。ただし、体が頑強な方だと、胃瘻を付けたまま何年も生きられるということがあります。このほうが悲惨ではないかと思います。

したがって、欧米では、高齢患者に胃瘻を取り付けません。口から物を食べられなくなった時点で、もはや人間ではないと考えるからです。欧米では、人間を人工的に生かすことを生命への冒瀆《ぼうとく》と捉え、胃瘻は「老人虐待」とされています。

ところが、日本はまったく逆で、どんな状態であろうと生かせればいいのです。延命こそが最善だと考えられているのです。

ですから、一部の国で認められている「安楽死」も、認められていません。患者と家族の強い意思が確認されたときだけ、延命治療を行わなくてもいいとされているだけです。日本では、胃瘻にしても、人工呼吸器にしても、1度取り付けたものを外し、それで患者を死なせた場合、医者は殺人罪に問われかねないのです。

「平均寿命」よりはるかに重要な「健康寿命」

現在、私は医師の紹介業もしています。そのため、老人医療の現場を数多く見てきていますが、そうした経験から言えるのは、寝たきりになった多くの高齢者が、じつは長生きを望んでいないということです。

「先生、もう回復の見込みはないのなら、こんなかたちで生きていたくありません」と、率直に言う方が多いのには驚かされます。また、寝たきりになった親を抱えたご家族の多くは、介護に疲れはてているというのが、本当のところです。それで、そうした家族の姿を見かねて、「先生、家族のために早く死なせてくれませんか？　これ以上、娘を困らせたくない」と言われると、答えようがありません。

本当なら、医者ですから、穏やかに逝かせてあげることができないわけではありません。しかし、前記したように、〝救命装置〟を下手に外すと殺人罪に問われかねないので、これができません。

65歳で高齢者の仲間入りをした人に、「何歳まで生きたいですか？」と聞くと、たいていの人は「やはり平均寿命までは生きたいですね」と答えます。

しかし、平均寿命の前に「健康寿命」があります。このことを多くの方が知りません。メディアもほとんど伝えません。平均寿命よりはるかに重要なことなのに、これを意識している人は少ないのです。

健康寿命というのは、簡単に言うと、どれくらいまで元気で健康に暮らせるか？　という長さ

【図表19】平均寿命と健康寿命の差

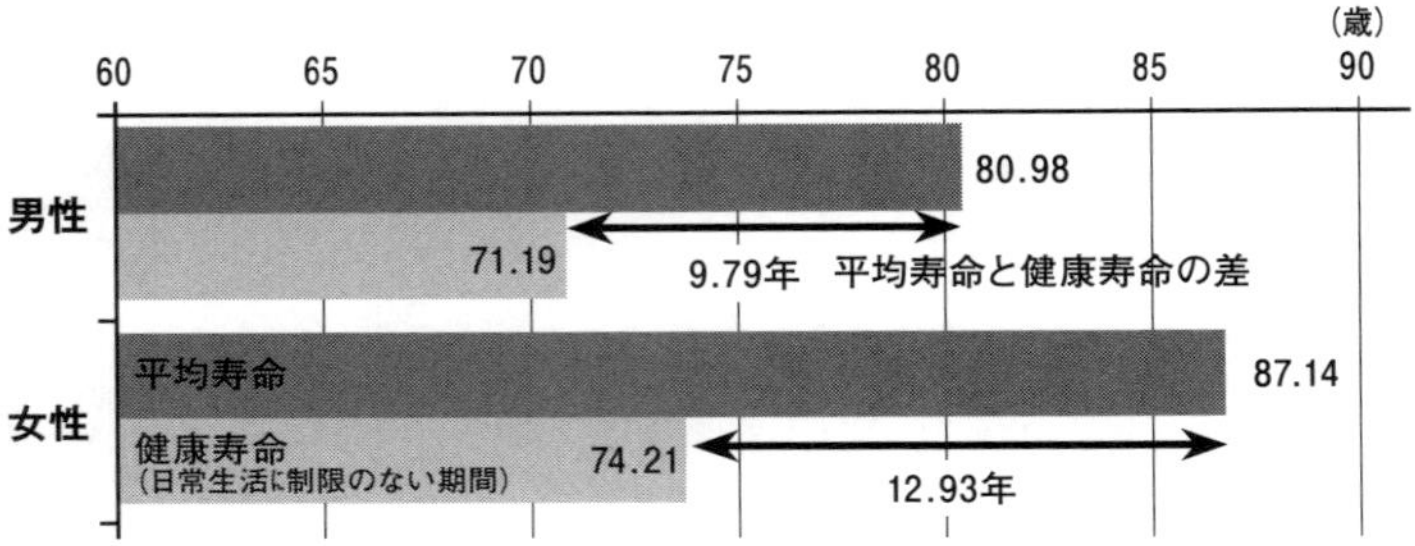

出典：平均寿命は厚生労働省「平成28年簡易生命表」、健康寿命は厚生労働科学研究費補助金「健康寿命における将来予測と生活習慣病対策の費用対効果に関する研究」厚生労働省「厚生科学審議会地域保健健康増進栄養部会資料」(平成26年10月)

(＝寿命)です。他人の助けを受けないで、自分で日常生活を送ることができる限界の年齢と言い換えても構いません。

厚労省では、4年ごとの調査に基づいて、健康寿命を発表しています。その年齢は、男性は71・19歳、女性は74・21歳(2014年現在)です。

とすると、平均寿命で死ぬと仮定すると、男性で約9年、女性で約13年もの期間が「健康ではない期間」になります。**【図表19】**を見ていただければ、そのことがわかると思います。

つまり、なぜ日本が寝たきり老人大国になってしまったか？　が、この**【図表19】**でわかるのです。

メディアがいくら長寿大国と言っても、この現実がある限り、日本はけっして誇れません。

男女ともに70歳を超えると、老化が一気に進みます。健康でいられる期間はそう長くはないのです。これは、いくら平均寿命が延びても、幸せに生きられないということを表しています。不健康な期間が延びるだけだからです。

この不健康期間は、本人はもとより世話をする家族に心身両面の負担を強いることになります。現在、問題になっている「老老介護」が、高齢者家庭を直撃するのです。

それに加えて、急速な高齢化が進むいま、このまま健康寿命と平均寿命の差が延び続けると、介護費用、医療費用が膨大なものになっていきます。

長生きした人を有名人にして賞賛するメディア

このような状況になっているのに、メディアは長生きを礼賛し続けています。

最近では、2017年7月に、日野原重明・聖路加病院名誉院長が105歳で大往生したことをメディアは賞賛しました。日野原氏の「朝昼晩しっかり食べろ」という健康法は、これまでに何度も取り上げられ、「こうすれば長生きできる」と、メディアは長生きを礼賛してきました。また、古くは「金さん銀さん」が日本人の長寿者のアイコンとしてメディアに何度も取り上げられ、テレビCMにもなって人気者になりました。

メディアが好むのは、たとえば、長生きをしている有名人を取材し、長生きの秘訣を記事化、番組化することです。人間誰もが長生きを望んでいることを前提として、記事や番組はつくられているのです。

しかし、これは高齢化社会の真実ではありません。

現在、高齢化が進んだ日本では、年寄りを批判することがタブーになっています。終末期医療がいかに無駄か批判をすると、「年寄りは早く死ねというのか」という声が返ってくるので、メディアはリスクを取ろうとしません。

しかし、日野原医師にしても金さん銀さんにしても、高齢者の例外にすぎないのです。確かに、健康寿命を超えて100歳以上まで健康で生き続けることは素晴らしいことです。しかし、それは誰でもできることではないのです。

100歳長寿者をいったい誰が支えるのか？

終末期医療に関しては、最近、批判の声が高まっています。それは、これが人間の尊厳を損なうとともに、下世話な言い方になりますが、おカネがかかりすぎるからです。

終末期医療にかかるコストは莫大です。**トピック【16】**で示したように、たとえばがんになって、入院・手術となれば、医療費は100万円近くかかります。しかし、患者はその全額を払っているわけではありません。公的健康保険と高額療養費制度などから補填されているので、高額を払っているという実感がないのです。

しかし、大きく見れば、国民全体で、こうした費用を負担しているわけです。さらに突き詰めて言えば、現役世代の人々が負担しているのです。若い人たちが、余命が残り少なくなった高齢者の終末期の医療費を払い続けているのです。

すでに医療費全体は2015年度で41・5兆円と40兆円を突破しています。2016年は41・3兆円に減りましたが、これはC型肝炎の治療薬「ハーボニー」などが保険の対象になったからで、一時的な減少にすぎません。実際、75歳以上の医療費は伸び続け、2015年度から1・2%増えているのです。

国の税収がおよそ56兆円ですから、やがて医療費が税収を食い潰します。このままでは国民皆保険制度が維持できるはずがありません。

今後さらに若い世代が減少し、高齢者が増え続けます。となると、これ以上、保険料も税収も増えるわけがありません。年金も同じような問題に直面しているのは、改めて述べるまでもないと思います。

長生きを礼賛するのはいいですが、日本が国全体としては窮地に立っているのを無視して、これをやっていくとどうなるでしょうか?

厚労省の調査によると、現在、100歳以上の高齢者の数は、約6万7000人とされています。約50年前の1965年にはたった198人にすぎなかったのですが、1998年に1万人、2007年に3万人、12年に5万人を突破し、2014年についに6万人を超えました。

そして将来はどうかというと、国際長寿センターの推計では、2020年に12万8000人、2030年に27万3000人、2040年に42万人、そして2050年には68万3000人と、倍々ゲームの勢いで増えていきます。

これをメディアは、「100歳が当たり前になる未来が来る」と言っていますが、こうした長寿者をいったい誰が支えるのでしょうか？

どう考えても、このままでは高齢者も若者も、国民全体が不幸になるとしか思えません。

後期高齢者の延命治療を禁止すべき

この世の中に、なにも認識できないまま、寝たきりで90歳、100歳まで生きたいと願う高齢者がどれほどいるでしょうか？　終末期医療の虚しさは、それがけっして本人のためにならないことです。

救急病棟には、救急車で、寝たきりの老人が心肺停止で運ばれることがあります。そうして、応急処置を施されて助かっても、施設や自宅に戻されて、また寝たきりになるだけです。救急車が1回出動するだけで、その費用は平均して5万円ほどかかります。

また、胃瘻を取り付けて寝たきりになると、「要介護5」に認定されます。すると、月々約35万円が介護保険から支給されるので、年間で400万円以上のおカネが寝たきり患者に費やされます。

さらに、呼吸機能が落ちれば人工呼吸器を付け、腎機能が落ちれば人工透析も施されます。こうなると、年間で1人1000万円はかかります。

こんな患者が10万人いるとしたら、その費用は総額で1兆円です。これを、なぜ、現役世代が懸命に働いて強制的に支えなければならないのか、合理的な理由はどこにもありません。

麻生太郎副総理は、2013年1月21日の社会保障制度改革国民会議で、終末期医療の患者を「チューブの人間」と言い、終末期治療に関して「私は少なくともそういう必要はないと遺書を書いているが、いいかげんに死にたいと思っても『生きられますから』と生かされたらかなわない。さっさと死ねるようにしてもらわないと」などと語って、メディアの集中砲火を浴びたことがありました。

結局、麻生氏はこの発言を謝罪することになったのですが、なぜこれがいけないか? 私には理解できません。

ともかく、このような壮大な無駄をなくすには、まず、メディアが長生きを礼賛することをやめること。そして、暴論かもしれませんが、75歳を超えて後期高齢者になった方ががんなどで病院にかかった場合、延命治療は一切止めてしまうことです。場合によっては、終末期医療に規制を設け、寝たきり老人の方々に、望まれるような穏やかな死を迎えさせてあげることです。

【22】余命宣告！　その期間しか生きられないのか？

医者はだいたい想定の半分を宣告する

がん患者のご家族からよく聞かれることがあります。たとえばこうです。

「先生、主人が担当医から余命半年と言われました。本当に半年しかもたないのでしょうか？」

それで私は答えます。

「いや1年ほどは大丈夫だと思います。まだ時間はあります。ご主人のしたいことをさせてあげてください」

なんで私が宣告より倍の1年と答えるのかと言うと、医者は余命宣告では、たいてい短く言うからです。1年なら半年、半年なら3カ月と言うケースが多いのです。

それは、1つには本当にははっきりとはわからないからであり、もう1つには短めに言うことで、患者さんのご家族と患者さん本人に、残り少ないということを自覚させたいからです。また、実際には1年は大丈夫でも半年と短く言えば、1年になったとき、患者さん本人も家族もよかったと思うはずだからです。

ただ、これは、多くの場合、末期がんが見つかって、今後、治療をどうするかといった状況での話です。がんの部位や進行度から判断して「手術をしても半年でしょう」という意味合いでの余命半年なのです。

ただし、余命宣告といっても、医者の勘や経験だけで言っているわけではありません。ある程度の基準はあるのです。

宣告された余命はあくまで「中央値」

「余命宣告1年」というのは、定義から言うと生存期間の中央値が1年ということです。まず、余命宣告となるのは、もはや治療しても持ちそうもない、治療を行うのが困難と判断したときです。

そうなったとき、この後どれくらいの期間生存できるかを想定するわけです。この場合に考慮するのが「生存期間の中央値」で、これはその病気の集団、つまり同じような胃がんなら胃がんの患者の集団において、「50%の患者が亡くなるまで」の期間のことです。つまり、同じ胃がん患者が100人いた場合、50人目が亡くなった時点が胃がんの「生存期間中央値＝余命」となるのです。

ということは、半分の患者が亡くなるまでの期間であり、全患者の平均値ではないのです。

したがって、胃がん患者の生存期間中央値が1年だとしても、3年、5年と生きる人が一定数いるわけです。また、それよりも早く亡くなる患者も一定数いるわけです。

そう考えれば、「余命1年」というのは、その通りになるほうが少ないのです。

ただし、末期がんの治療中の患者さんで、主治医から「あと1週間ぐらいでしょう」と言われた場合は、おそらくその通りになります。これは、病状から判断しているからです。もはや食べ物を受け付けない、ときどき呼吸困難に陥っている、意識がもうろうとしているとなれば、よほど未熟な医者でなければ、患者がどれくらい持ちこたえられるかわかります。

そうして、最終的に「あと2、3日です」となって、「ほかの家族の方に声をかけておいてください」となるのです。

あなたはあと何年生きられるか？考えよう

ところで、余命を考える場合、健康な人間であっても、年齢によってはそれを知っておくべきです。たとえば、50歳で健康であっても、あと自分の命はどれくらいあるのか？　と思って生きるのと、ただ漫然と生きるのとでは、人生に対する向き合い方が違ってきます。

年齢を重ねて60歳、70歳となっていくにしたがい、余命を考えて生きることの意味はさらに大きくなります。

【図表20】50歳以上の男性と女性の余命

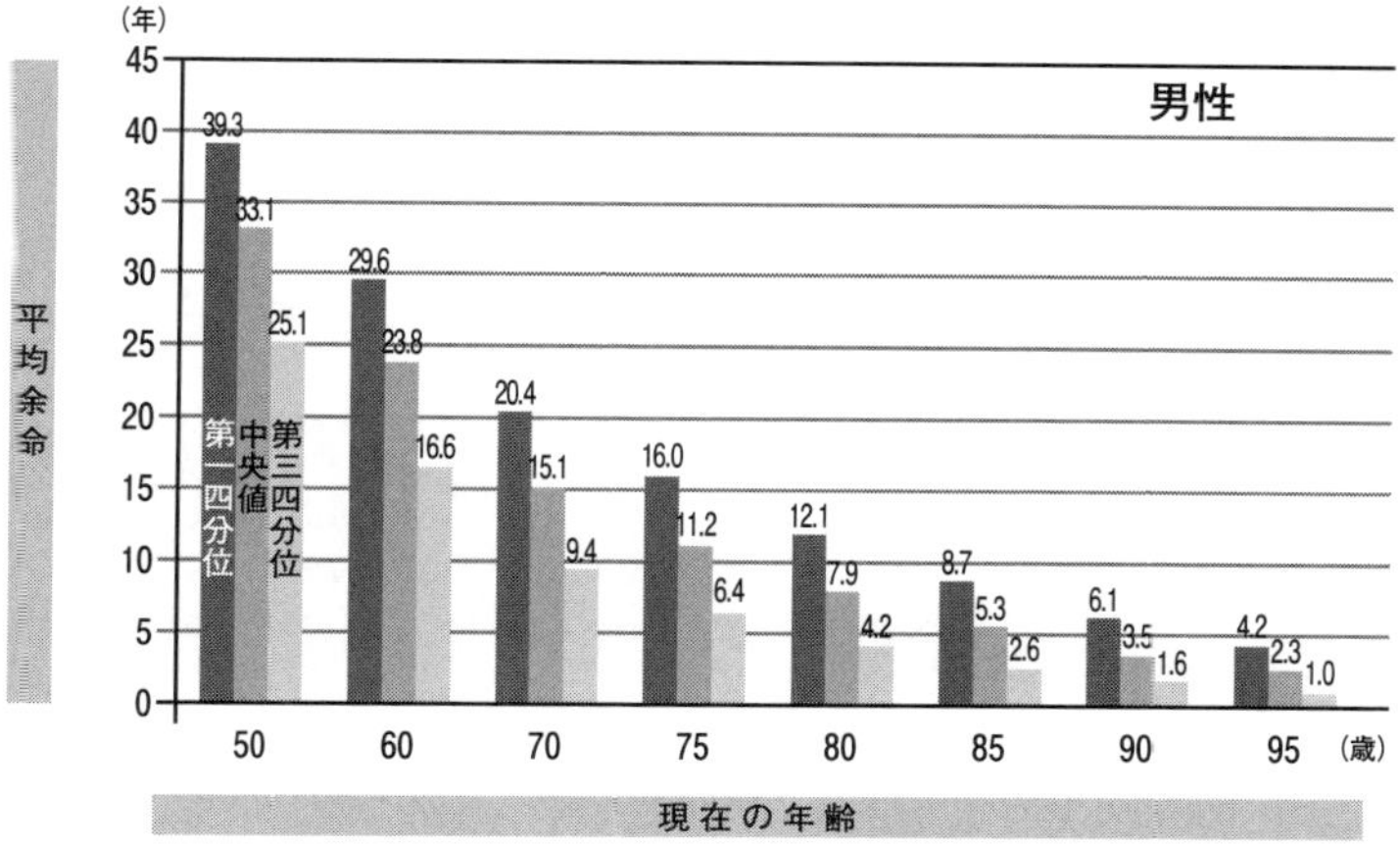

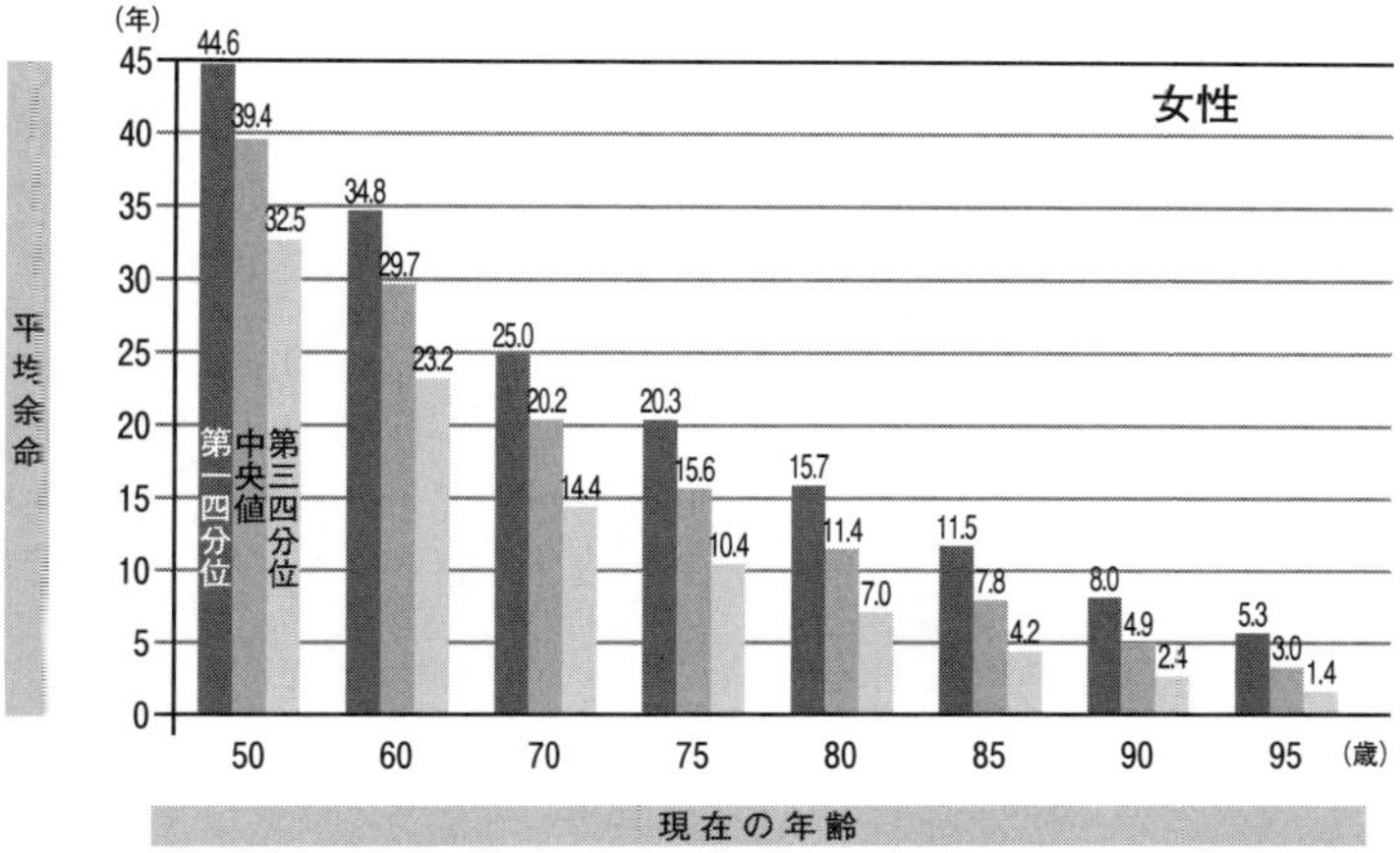

出典:厚生労働省「21回生命表(完全生命表)の概況」

【図表20】は50歳以上の人を年齢別に、この後何歳まで生きられるか（＝余命）を男女別にグラフ化したものです。元のデータは厚労省「21回生命表（完全生命表）の概況」です。

このグラフの横軸で、自分があてはまる年齢を見れば、だいたい余命がわかります。第一四分位というのは、上位25％（＝第一四分位）、中央値というのは50％、第三四分位というのは75％の人々のことです。

つまり、簡単に言えば、第一四分位は健康な人、中央値は平均的な人、第三四分位は不健康な人となります。それぞれ、余命は異なるのです。

たとえば、ここに70歳の高齢者が100人いたとします。

その100人を寿命の長かったほうから順に並べると、寿命がもっとも長い人から25番目の人は70歳からさらに20・4年生存して90・4歳まで生きました。50番目の人は15・1年生存して85・1歳まで生きました。75番目の人は9・4年生存して79・4歳まで生きましたということをこのグラフは表しています。

当然ですが、上位25％（＝第一四分位）の人は、健康で丈夫な人となるわけです。

アメリカで一般的に使われているNCCN（全国包括がんネットワーク）の「高齢者のがん治療」のガイドラインでは、このようなグラフを用いて、手術を選択するかどうか迷うがん患者に次の3つの質問をすることを提案しています。

(1)がんを治療しないことで、がんが進行し、余命まで生きられない可能性はどの程度であるか?
(2)がんを治療しないことで、余命をまっとうする前にがんによる症状や合併症が出現すると考えられるか?
(3)がんの治療に耐えられるか?

(1)の例で言えば、全身状態の良好な70歳の早期がんの男性に対しては、「あなたのような元気な70歳の男性ですと、治療して完治すればおおよそ20年生きられます。治療をしなければ、おそらくあと3年でこのような症状が出現すると考えられます」などと告げて、患者本人がこの情報を元にして、より多くの情報を集め、自分の意思で判断できるように持っていくのです。

日本でも、このようなことが行われるようになってきましたが、まだまだ広まっていません。

若い医者ほどズバリ本当のことを言ってくる

実際のところ、日本の医者はあまり本当のことを言いたがりません。ズバリ物事を言うのは野暮な人間であり、重要な物事というのは察するものだというのが日本文化だからでしょう。

なにしろ、つい20年ほど前までは、日本では、本人にがんの告知をすることはまれでした。まして余命宣告など、ほとんど行われませんでした。

だから、これは医者の苦手なことであり、なんとなくごまかす医者のほうが多いのです。そこで留意しておきたいのが、前記したように、医者が言う余命は、たいての場合、実際より短いか、あるいは単なる中央値だということです。つまり、希望は捨ててはいけないということです。この人生にやり残したことがあるなら、なおさらそう思ってください。

しかし、最近の若い医者は、物事をズバリ、相手の気持ちなど考えずに言うようです。

がん宣告にしても、難治性のがんで末期なら、ベテランの医者なら「完治は難しいですね」というような言い方をし、患者さん本人ではなく、まずご家族にそれとなく告げると思います。そうして、「先生、なんとかお願いします」と言われたら「最善を尽くします」と答えます。

しかし、最近の若い医者はズバリ「完治は無理です。手術しても無駄です。持って半年です」などと言うのです。さらに、「うちの病院では手に負えません」などとも言うようです。別の言い方なら「ほかの病院で精密検査を受けてください。また別の結果が得られるかもしれませんよ」となりますが、これはウソではありません。

専門設備を持ち、専門研究に特化した国公立大学病院なら、経営は考えなくてもかまいませんが、多くの市立病院は経営が苦しい状況にあります。ですから、がんで治る見込みのない患者をなるべく囲い込みたくないのです。実際、長期入院されるほど、入院の診療報酬の単価は下がっていきます。

こうした経営状況を医者は知っていますから、このようなことを言うのです。難治性がん患者は、こうした病院にとっては厄介者なのです。だから、露骨に「緩和医療の施設を紹介しますので、そちらに行ってください」とはっきり告げる場合もあります。

また、若い外科医ほどできるだけ早く、物事に決着をつけたがるものです。患者の気持ちを考えません。

【23】高齢者のがんは切ってはいけない！

手術ががんを悪化させるという皮肉

私の持論でもあり、私がそうなったら間違いなくすると決めていることがあります。それは「75歳を超えてがんが見つかったら切らない」ということです。

75歳といえば後期高齢者の入り口です。男性なら平均寿命まであと6年間しか残されていません。

それなのに、ほとんどの人が、治療方法として第一に手術を選択しているのです。これは、医者が年齢にかかわらず、手術を勧めるからです。体力的に無理だと判断したとき以外は、医者は高齢者でも手術を勧めるのです。

これは、高齢者でも、肺、胃、大腸などの主要ながんで、手術の有無による5年生存率を比較すると、「手術あり」のほうが上回っているからです。

しかし、この際の高齢者というのは60歳以上の場合がほとんどで、75歳以上の後期高齢者を対象にした調査はありません。なぜなら、すでに健康寿命をオーバーしてしまっているからです。

つまり、ここで生存率を調査してみてもほぼ無意味なのです。75歳をすぎたら、がんになろうとなるまいと、人は順次死んでいくからです。

統計によれば、現在、がんで亡くなる人のうち8割は65歳以上の高齢者が占めています。この65歳以上という高齢者のなかで、医者の実感から言うと、ひと昔前は70歳を超えた人たちが中心でした。しかし、最近では80歳以上の人が中心になっています。男性の場合、50歳代からがんになる人が多くなりますが、大腸がん、胃がんなどが中心です。それが70歳を超えるあたりから肺がんの患者さんが増えていきます。

このように歳をとるにしたがって、増えるがんも変わるので、これをすべて手術至上主義で治療していくというのは間違っていると思うわけです。昔なら60歳、70歳の人にしていた手術を80歳の人にするわけですから、無理がありすぎます。とくに若い医者はあまり老人の体を知りませんから、手術を失敗することがあるのです。私の知人も、初期の食道がんで手術をしたのですが、術後に肺炎を起こし、気管切開手術を受けることになり、それがうまくいかなくてあっという間に亡くなってしまいました。

手術前、担当の若い医者は、「初期なのでがんも小さいし、まったく問題はありません」と言っていたと聞きました。しかし、いくら簡単な手術とはいえ、体を切開してその一部を切り取るのですから、その後の生活に影響を与えないわけがないのです。

ガイドラインがない高齢者のがん治療

高齢者のがん治療に関しては、ガイドラインがありません。なぜなら、高齢化社会がここまで進むことがわかっていながら、その作業を怠ってきたからです。そのため、厚労省はいまになってやっとガイドラインを策定する作業を始めました。緩和治療のほうが延命治療よりも大事だという声が強くなって、やっと始めたのです。ただ、その背景には、毎年膨らむばかりの高齢者の医療費を抑制しようという思惑があります。

２０１７年4月、厚労省は高齢者のがん治療のガイドラインをつくるために、国立がん研究センターが公表した調査結果を参考にすると発表しました。

その調査というのは、同センターが70歳以上で進行がんの患者約１５００人を調べ、抗がん剤を投与した患者としなかった患者で数年後の生存率を比べたものです。その結果、生存率に差がないということがわかったのです。つまり、「75歳を超えたら抗がん剤治療に延命効果はない」ということです。

高齢者は若い人と比べると、身体生理的な機能が低下しています。クスリの代謝にかかわる腎臓や肝臓の機能が低下すると、体の中にクスリが滞留しやすくなり、副作用が強く出る恐れがありま す。若い人では軽いと思われる副作用が、高齢者では体の機能低下や認知機能の低下をもたらすリスクが大きいのです。

一般的に、疾病の治療法というのは、臨床研究、臨床試験を通して標準治療が確立されます。しかし、これまでは高齢患者は除外されてきました。臨床試験向きではないと判断されてきたからです。しかし、そうは言っていられなくなり、日本臨床腫瘍研究グループ（JCOG）、日本臨床腫瘍学会、日本癌《がん》治療学会、日本老年医学会は、2016年から「高齢者のがん薬物療法ガイドライン」の作成に着手しています。ただ、遅すぎたと言えるでしょう。

しかし、高齢者のがんの手術に関しては、まだなにも決められていません。したがって、各医療機関、医者の個別の判断になっています。

なにを基準に治療方針を決めればいいのか？

それでは、医者はなにを基準にして、高齢者のがんの治療方針を決めるのでしょうか？ 手術をするかしないか？ 術後、どのような治療を行うか？ をどのように決めるのでしょうか？

もっとも簡単な方法は、各々のがんの標準治療をそのまま行うというものです。じつは医者というのはマニュアル重視で、それ以外のことをやりたがりません。ガイドライン以外のことを独自判断でやって問題を起こした場合、責任追及をされるのを極端に恐れるからです。

しかし、ガイドラインがない高齢者の場合、患者さんのことを第一に考えたら、そういうわけにはいきません。そこで、ある程度の目安（チェックポイント）が定められています。

（1）手術に耐えられる体力はあるか
（2）持病（合併症）はあるか
（3）現在の日常生活に制限があるか
（4）本人に手術の意思はあるか

このうち、最大のポイントは本人の意思です。もちろん、体力の問題、持病の問題はあります。手術に耐えうる健康な人もいれば、糖尿病や高血圧などの持病を持つ人もいるからです。そのため、医者はありとあらゆる検査をやります。

しかし、やはり、手術を受ける意思があるかどうかが最大のポイントです。自分の人生の後半をどう生きるか、その意思が明確な人ならば、いくらマニュアル通りとはいえ医者は手術をしないでしょう。

それでは、なんでするかと言えば、手術至上主義も大きいのですが、人生をどう生きるのか、明確な意思のない患者さんが圧倒的に多いからです。そして、家族も「先生、なんとかお願いします」としか言わないからです。

ここで1つ述べておきたいのは、健康寿命を超えた高齢者の場合、もっとも重要なのがQOL（生活の質）です。75歳という年齢は、平均的にどういう状態かと言えば「歩くことには支障はなく、身の回りのことはすべて自分でやれるが、ときどき多少の介助が必要なことがある」という状態です。

この状態は歳をとるにしたがい低下します。そこに、追い打ちをかけるような手術を選択するよりも、QOLを維持していくことを優先するほうが賢明でしょう。

そう考えると、発見されたがんのステージが末期なら、手術という選択はほぼありえません。また、初期であっても、がんの部位にもよりますが、その後の寿命とがんの進行を考えたら、切らない場合のほうがいいケースが多いのです。

するかしないか？　最終的に決めるのは本人

繰り返しますが、どんな治療にせよ、決め手となるのは「本人の意思」です。手術、抗がん剤、放射線治療など、すべての治療にはなんらかの副作用があります。それを考慮したうえで、術後の自分の生活を考えるべきです。

　ただし、本人の意思と関係なく、医者のほうで手術をしない選択をする場合があります。後期高齢者で明らかな認知症を患っている場合は、まず手術をしません。重度の心臓病や糖尿病などの持病を持っている場合も手術はありえません。

　また、大っぴらに言われることはありませんが、ここには社会的問題もあります。高齢者が身寄りのない独居老人だった場合です。また、高齢者の3割は夫婦のみの世帯なので、この場合も問題があります。いずれも、術後のサポートが困難だからです。こういうケースでの選択は本当に難しいのです。

　難しいと言えば、昨日まで元気な方に末期がんが発見された場合もそうです。そうした場合、患者さん本人との相談になるのでしょうが、医者のほうから「もう治せません。手術は無駄です」とはっきりは言えません。患者さん本人は昨日まで元気だったので、手術をすれば生きられると信じているからです。こういう方に「治療法はありません。じつはお手上げです」と言えるでしょうか？

　そこで、医者は「手術をしても命を縮めるだけです」「緩和治療のほうが今後の生活を考えるとベターです」などという言い方をするのです。しかし、最近ははっきりと「余命宣告」して、自分の患者に決着をつける医者も多くなっています。

　いずれにしても、医者には患者という他人の人生を左右することはできません。年老いた患者さんがどうしたいか、その意思がすべてと言っていいと思います。

【24】がんで死ぬとはどういうことか?

終末期治療をへた遺体は丸太のよう膨らむ

人はどのように死んでいくのか?

現代人は、それを知りません。死そのものは見ていますが、その死のほとんどは病院で治療した末の死であって、「自然死」ではありません。**トピック【1】**で述べたように、いわゆる「老衰」は減っているので、人間が自然に死んでいく姿を知らないのです。

がんで死ぬ場合、病院のベッドの上で、人工呼吸器や点滴などの救命チューブを付けられ、もうろうとした意識のなかで事切れます。そういう姿しか、現代人は見ていないのです。過剰な延命治療をやりすぎた結果、私たちは人が自然に死んでいくのは、どういうことかわからなくなっているのです。

じつは、これは医者も同じです。

医者は医療によって人を助ける、つまり人を「生かす」ということしかしてこなかったため、自然死がなんだかわからなくなってしまったのです。医者は病院で、末期がんや脳疾患などで死んでいく人、延命治療の果てに死んでいく人しか見ていません。口からものを食べる力がなくなっているにもかかわらず、胃瘻を付けて寝たきりになっている患者、呼吸する力がなくなっているにもかかわらず人工呼吸器で息をしているだけで意識のない患者。そんな患者の死しか見ていないのです。

しかも、その死に方というのは、自然死に比べると、あまりにもひどいものです。私が介護医療の現場の人間からよく聞くのは、最近の遺体の様子が、昔と比べて大きく違っているということです。全身の皮膚が黒ずみ、水ぶくれを起こしたように膨らみ、丸太のようになった遺体が多いと言うのです。

これは、点滴や胃瘻、人工呼吸器で無理やり生かされた結果です。体に何本もチューブを入れられ、機械で栄養やクスリを送り込まれると、人間の体は全身がむくんでいきます。そうして皮膚は黄疸でどんどん黄ばんできます。最期になると、腕や脚が丸太のようにむくみ、顔も膨れてきて、まぶたはゴルフボールのように腫れ上がります。そうして、口、鼻、耳から出血するようになり、肛門からはコールタールのような下血があふれるのです。

終末期治療を行っている医者は、このような状況をよく知っています。これは、どう考えても悲惨なことであり、人間の尊厳を損なっています。

理想的な死に方「ピンピンコロリ」の真実

「自然死とは、実態は〝餓死〟なんです。餓死という響きは悲惨に聞こえますが、死に際の餓死は一つも恐ろしくない」と、中村仁一医師は著書『大往生したけりゃ医療とかかわるな』（幻冬舎新書、２０１２）の中で書いています。

私は、この記述に、同じ医師として共感を覚えました。

中村氏は、医師としてのキャリアの最後に特別養護老人ホームの常勤医となり、高齢者の死を沢山看取って、こうした本を書いているのですが、ご自身の体験の裏付けがあるので、自然死への見方は確かです。

中村氏は、「自然死は病気ではありません。過度の延命治療は死に行く人のためにはなりません」と述べ、「大往生するためのいちばんいい死に方は自然死です」と結論しています。

よく、理想的な死に方を「ピンピンコロリ」と言います。これは、年をとってもピンピンと長生きをして、ある日突然コロリと逝ってしまう死に方のことを言います。その結果、家族に介護の負担などをかけないので、どうせならこうして死にたいと考える人が多いのです。

じつは私の父は、この死に方をしています。父も医者でしたから、その日まで自分の病院で元気に診察をし、その夜、突然、動脈瘤破裂の発作を起こして逝ってしまいました。

しかし、ピンピンコロリができるのは、ほんのひと握りの恵まれた人間だけです。私の親族を見ても、父だけがそうで、ほかの人間はほとんどががんで、入院治療をへて死んでいます。

ピンピンコロリの真実は、その多くが心筋梗塞などの心臓疾患による突然死だということです。となると、その発作が私の父のように突発性で一気にこないと、救急車が呼ばれ、救急治療が施され、たいていの場合命は助かります。ただし、上半身麻痺、手足の痺れ、言語障害などの後遺症が出るケースがほとんどです。この後遺症が重ければ、寝たきりになってしまうのです。

それを考えると、がんのほうがいいという見方ができます。なぜなら、前述したような延命治療をやらず、緩和ケアだけにすれば、穏やかに、自然に死んでいけるからです。

それでは「自然死＝老衰死＝餓死」とは、具体的にどのような経過で死んでいくのでしょうか？

飢餓状態のもうろうとした中で迎える死

前出の中村医師によれば、人間は誰しも死ぬ間際になるとものを食べなくなり、水もほとんど飲まなくなると言います。そして、飲まず食わずの状態になって1週間から10日で死んでいくのです。これは飲食しないから死ぬのではなく、死ぬから飲食しなくなるのであり、死ぬ前にはお腹も減らず、のども渇かないと言うのです。

こうして飲まず食わずになると、人間はそれまで蓄えてきた体の中の栄養分や水分を使い果たし、それが尽きて死んでいきます。だから、「自然死は餓死」だと中村医師は言うのです。餓死と言うと、その言葉の響きからいって、惨めな感覚に囚われます。しかし、中村医師は、実際は、本当に安らかな死に方だと述べています。

その理由は、次の3つです。

(1)飢餓状態になると脳内にモルヒネのような物質が分泌されて幸せな気分になる。

(2)脱水状態になると意識レベルが下がりボンヤリとした状態になる。

(3)呼吸が十分にできなくなると体内が酸素不足し、その一方で体内に炭酸ガスが増える。酸素不足は脳内にモルヒネのような物質の分泌を引き起こし、炭酸ガスには麻酔作用がある。

つまり、この3つの作用により、人間はもうろうとしたまどろみのうちに死んでいくのです。がん患者でさえも自然死の場合には痛みを感じず、もうろうとしたなかで死んでいくと言います。こうして自然死を迎えた遺体は、やせ細り、枯れ木のような状態になりますが、延命治療後の遺体に比べれば、人間らしいのです。

がんを放置すれば人は穏やかに死んでいける

がん細胞は、増殖するためには正常細胞の何倍もの栄養が必要で、患者の体からどんどん栄養を奪い取っていきます。そのため、がんが進行すると、患者はどんどんやせ細っていきます。そして、がんによって臓器や骨が圧迫を受けるので体に痛みが生じたり、がんが原因で炎症が起こったりします。とくに骨に転移したがんは骨を溶かして増殖していくので、激しい痛みをもたらします。

こうなると、もう手術、抗がん剤、放射線治療などでは対処できなくなり、最終的な緩和ケア（緩和医療）に入っていくのです。

緩和ケアにおいては、がんで生じる痛みや吐き気、食欲低下、息苦しさ、だるさなどの体の不調を軽減します。そして、気分の落ち込みや絶望感などの心の問題も、ケアしていきます。

緩和ケアのポイントは、死を早めたり引き延ばしたりせず、死を迎えるまでに、患者が人生をできる限り積極的に生きてゆけるように支えることです。緩和ケアは一般的に、がんの末期でないと受けられないと思われていますが、早期からも受けることは可能です。

緩和ケアは長いこと、終末期医療とされてきたのですが、２００２年にＷＨＯが「がん治療の早期から開始すべき積極的な医療」と再定義したことで、医療の流れが大きく変わったのです。ですから、がんになったら、緩和ケアを積極的に受け入れるべきです。

とはいえ、すべてのがんが痛みや吐き気、食欲低下などをもたらすわけではありません。なかには、がんを放置しても、食事を普通に摂れて日常生活が支障なくできる患者さんもいるのです。そういう患者さんは自宅で普通の生活を続け、最期のときだけ緩和ケアを受けて穏やかな死を迎えることになります。

高齢者に死に方について聞いてみると、誰もが口をそろえるのが、「先生、やっぱり苦しまずに死にたい。痛いのはいやです」ということです。

じつは、がんになっても、これはかなうのです。かなうというより、そのように持っていくことは、ご自身の意思次第ではないかと思います。

医師であり作家の久坂部羊氏は、現在、在宅医療に従事していますが、次のような貴重な話を書いていています（元医師の父が選んだ「自然死」【前編】延命治療は必要ない――医師の親子が考える「理想の死に方」：「g2vol・12」講談社、2013）

《私が在宅で患者を看取るときには、かなり早い段階から死を受け入れるように話を進める。受け入れができると、次のステップとして、家族に死までのおよその経過を説明する。

「食事の量が減ってきて、水分も摂らなくなり、排尿も排便も減って、血圧も下がり、徐々に意識も薄れていきます。それはすべて自然で順調な経過です。食べる量が減ってきたからといって無理に食べさせたり、水分が足りないからと点滴をしたりすると、逆に本人を苦しめることになります。薬や注射もほとんど必要ありませんし、本人の苦痛さえなければ、血尿とか血痰などがあっても、心配することはありません」

あらかじめそんなふうに説明しておくと、本人も家族も落ち着き、少々のことで不安がったりしなくなる。

実際、私が在宅で看取った患者は、ほとんどさほどの苦しみもなく逝き、見送った家族も悲しみはあるものの、ある種の充足と納得を感じているようだった。》

【25】延命治療より緩和治療を!　がんで死ぬ幸せ

多くの日本人が「自然死」を望んでいる

人間、死ぬことは避けられません。しかし、同じ死ぬにしても「つらい死」「苦しい死」は避けたいと願うものです。これは、前の**トピック【24】**で述べた通りですが、このことを裏付ける調査があります。

2012年に内閣府が40代以上の男女を対象に行った意識調査がそれです。この調査によると、「万一、あなたの病気が治る見込みがなく、死期が近くなった場合、延命のための医療を受けることについてどう思いますか」という問いに対して、「延命のみを目的とした医療は行わず、自然にまかせてほしい」が、なんと91・0%を占め、「少しでも延命できるよう、あらゆる医療をしてほしい」は5・1%しかありません。

その一方で、自分ではなく、家族が病気で治る見込みがない場合はどうかという問いもあり、これに対しては「延命のみを目的とした医療は行わず、自然にまかせてほしい」が73・7％。「少しでも延命できるよう、あらゆる医療をしてほしい」が14・7％でした。ただ、55〜59歳では16％、60〜64歳では16・5％と、年齢が高くなるに連れて多くなっているのです。なお、この場合の「家族」は、調査が全年齢にわたって行われたため、自分の「親」を示していると言っていいでしょう。

この調査結果からわかるのは、日本人は「自然死」を望んでいて、けっして延命治療を望んではいないということです。しかし、いまだに日本では、過剰で無駄な延命治療が続いています。

人間より長生きする哺乳類は存在しない

なぜ自然死はかなわないのか？　と考えると、大きな問題に突き当たります。それは、日本だけの問題ではなく、これが全人類の問題だからです。

現在、この地上に人間より長生きするほ乳類は存在しません。実際のところ、20世紀の初めまで、人間の平均寿命は50歳ほどで、チンパンジーの平均寿命と変わりませんでした。ところが、現在もチンパンジーは50歳ぐらいまでしか生きませんが、人間は70歳〜80歳ぐらいまで生きるのが当たり前になり、なかには100歳長寿者も出るようになったのです。

これは、医学が発達し、次々と死に至る病を克服していったからです。そうして、現在、人類は最後に残ったがんを克服しようとしているわけです。

このような経緯ですから、自然死が減っていくのは、ある意味で必然なのです。19世紀までは人間の死は、直接的な疾患のせいでなければ、ほとんどが自然死でした。寿命が尽きて死んでいたのです。

しかし、寿命がここまで延びたいまは、人はほとんどがなんらかの疾患のせいで死ぬようになり、日本のように病院で亡くなるのが当たり前になったのです。病院ですから、自然死をさせてくれるわけがありません。

これは、日本ばかりではありません。欧米でも病院などの医療機関か高齢者施設で亡くなる人が、死亡者全体の3分の2を占めるようになっています。

アメリカの場合、65歳以上で亡くなる人の約3分の1近くが、人生最後の3カ月間を集中治療室（ICU）で過ごすまでになってしまったのです。

人間には「死ぬ権利」があるとした欧米諸国

しかし、こういうことの反動が20世紀の後半から起こり始めました。欧州各国で、過剰な延命治療が見直されるようになったのです。なぜなら、過剰な延命治療は、患者本人ばかりか家族にまで、無用な苦痛とストレスをもたらすことがわかってきたからです。

こうして、「死ぬ権利」という概念が生まれました。「人は自分の死を自分の意思で決められる権利がある」というものです。これによって合法化されたのが、「安楽死」です。現在、安楽死はオランダ、ベルギー、ルクセンブルクのベネルクス3国およびカナダで合法化されています。

また、安楽死とまでいかないまでも、「医師による自殺幇助《ほうじょ》」はアメリカのオレゴン州やカリフォルニア州などいくつかの州で合法化されています。

カリフォルニア州では、2016年6月に終末期の患者が自ら死を選ぶ権利を認めた州法「終末選択肢法」が発効しました。これは、18歳以上の住民が、不治の病で末期状態にあり、自らの意思で死期を決めたいと望む場合、死に至る薬物を医師に請求できると定めたものです。

この法律によって、2017年までの1年間で111人の終末期患者が死んだことが明らかになっています。

しかし、日本の終末期患者には、明確な法的な規定がありません。かつて、患者の意思で医師が人工呼吸器を外した際に、その行為の適法性をめぐって裁判になったくらいです。このような死は、安楽死とはまったく違い、日本では「尊厳死」と呼ばれていますが、いまだにその概念は曖昧なままです。

2012年に超党派の国会議員連盟により「終末期の医療における患者の意思の尊重に関する法律案」（仮称）が公表されていますが、その後の進展はありません。

厚労省では、2007年に「終末期医療の決定プロセスに関するガイドライン」（2015年に

「人生の最終段階における医療の決定プロセスに関するガイドライン」に改訂）を出しました。しかし、法的整備がされていないので、このガイドラインに沿ってやったときのリスクは軽減されていないのです。

つまり、患者側がいくら過剰な終末期治療から逃れようとしても、いったん取り付けた人工呼吸器のチューブを外す医者はほぼいないと言っていいのです。

「終末期治療」を望むのは家族のほう

病院と連携した高齢者施設では、近年、「看取り」が当たり前になってきました。これをしてくれる施設に入居者が殺到するようになっています。

看取りをする場合は、一般的に、入所時に本人と施設、家族の3者で念書を交わします。その内容は、「回復の見込みがない場合、延命治療はしない」といったものですが、いざ、入所者がそうなったとき、家族のほうが念書の内容を無視して、「救急車を呼んでください」「胃瘻を付けて生きられるならそうしてください」などと、延命治療を望むケースが多いのです。実際に、親が死ぬ、連れ合いが死ぬという事態になってみると、それを受け入れられない家族は多いのです。

このような状況を知ると、終末期に無駄な延命治療が止まらないのは、医者側にも原因がありますが、患者側の原因のほうが大きいと言えるのです。ですから、自分の死に方については、家族ととことん話し合っておくべきです。

ところが、これがなかなかできないのが人間です。とくに看取る側の家族、といってもいちばん多いのが50代のサラリーマンで、忙しくて親とそんな話をしている時間がないという方が多いのです。親にとってどんな死に方がいちばん幸福か、そもそも考えたことがない人のほうが圧倒的に多いのです。

また、親のほうも子供に、「がんで終末期医療を受けることになったら、こうしてほしい」とは言いません。まして、「抗がん剤はやらない」「胃瘻は付けない」など、具体的な話をしている親はほぼいないでしょう。

患者本人が終末期医療をやめる意思を伝えていても、子供が頑強に拒否したケースもあります。

「先生、絶対に生かしてください。続ければ3カ月は持つでしょう」

と言われた医者がいます。その理由は、兄弟で遺産相続の話し合いがついていないからでした。

こうしたケースは特殊でも、終末期の延命治療にはなにもいいことはありません。患者のストレスを増すだけで、**トピック【24】**で述べたように、体は膨れ、皮膚には黄疸が出て、吐き気、嘔吐、呼吸困難が続くだけで、単に生かされているだけになります。

おまけに家族のストレスも大変なもので、患者が眠る病室で口論を始める家族もいるのです。

この延命治療地獄から抜け出すには、早い段階からの緩和ケア（緩和医療）が必要ですが、日本の緩和医療は他国に比べてお寒い限りです。

日本で緩和医療の重要性が訴えられるようになったのは、ここ20年ほどのことです。しかし、いまだに日本の医学部教育では、重視されていません。緩和医療の後に訪れる穏やかな死について、学生たちはほとんど知らないのです。

しかも、前記したように、2007年に厚労省が「終末期医療の決定プロセスに関するガイドライン」を作成して発表したときは、メディアが「高齢者は早く死ねばいいのか」「自己決定の名のもとに治療中止を迫られる恐れがある」などと批判的なキャンペーンをしました。

こうしたすべてのことを乗り越えて、「幸せな穏やかな死」を望むなら、やはり本人の強い意思が必要です。

終末期医療の「事前指示書」を書いておく

幸せに死ぬために、現在考えられるもっとも簡単で、かつ確実な方法は、アメリカで一般化している「事前指示書」の作成です。

これは、終末期医療をどうするか事前に決めて、それを文書にしていくという方法です。前記した厚労省の「終末期医療の決定プロセスに関するガイドライン」に初めて登場し、採用されることになったのです。

【図表21】事前指示書の主な指示項目

基本的な希望			
	痛みや苦痛	(1)できるだけ抑えてほしい（必要なら鎮痛剤を使ってよい）	(2)自然のままでいたい
	終末期を迎える場所	(1)病院　(2)自宅　(3)施設　(4)病状に応じて	
終末期になったときの希望			
	輸液	(1)希望する　(2)希望しない	
	中心静脈栄養	(1)希望する　(2)希望しない	
	経管栄養（胃瘻等）	(1)希望する　(2)希望しない	
	昇圧薬の投与	(1)希望する　(2)希望しない	
	人工呼吸器	(1)希望する　(2)希望しない	
	気管切開	(1)希望する　(2)希望しない	
	人工透析	(1)希望する　(2)希望しない	
	その他の蘇生術	(1)希望する　(2)希望しない	

ここでのポイントは、次の2つです。

(1) 患者の延命治療、尊厳死などに関する意思表示を明確にするための「リビングウィル」（生前指示）が重要。つまり、終末期をどう過ごしたいのか？ どういう医療を受け、どういう緩和ケアを受け、そして最期はどうありたいのか？ を文書にするということ。

(2) 患者が終末期に意識を失うなどした場合に、その患者の代わりに医療チームと協議を行う「代理人」を指定しておくこと。

このガイドラインを受けて、2008年4月から後期高齢者に限り、患者と家族と医師らが終末期の治療方針を書面にした場合、診療報酬が支払われることになりました。しかし、いまだに一般化せず、つくる人は全患者の1割にも満たないのです。ただし、終末期医療の希望を聞く医療施設は増え、事前指示書の書き方のガイドまでつくられています。ですから、積極的につくることをお勧めします。

アメリカの事前指示書は法的拘束力がありますが、日本の指示書は覚書のようなもので、法的な縛りはありません。とはいえ、医師はこの指示書通りに終末期医療を行うことが求められます。

事前指示書に定型のパターンはありませんが、**【図表21】**のような項目に対して、医師のアドバイスのもとに作成しておくことをお勧めします。

がんが発見されたら「幸運」と捉える

最後に私が繰り返し言いたいのが、**トピック【24】**で述べたように、がんになっても自然死ができるということです。したがって、事前指示書を書くような強い意思があれば、穏やかにこの世から去っていくことができます。

家族への別れもきちんとでき、家族を困らすこともないでしょう。それ以上に、がんと診断されても落ち込む必要はなくなります。

むしろ、高齢になってがんが見つかったら、幸運と考えるべきでしょう。それによって、自分の寿命がある程度わかり、死への準備ができるからです。がんが手術で治るなどというのは一種の〝迷信〟の類ですから、できる限り手術はやめ、「今後どうやってがんと付き合っていくか」と考えるべきです。

75歳の後期高齢者になるのを目前にしたある方は、こう言いました。

「私は、できるならがんで死にたいです。その理由は、よほどの末期でなければ、死ぬまでに十分な時間があり、いろいろなことを整理できるからです」

若いときのがんは別として、歳をとったときのがんは、明らかに体内からの自然死へのメッセージです。そのメッセージをどう受け止めるかで、あなたの選択は決まるのです。

おわりに

がん治療は日進月歩で進歩しています。このままいけば、人類ががんを克服してしまう日が来るかもしれないと言われています。しかし、克服するという言い方は、どう見ても誤りです。

なぜなら、本文中にも書いたように、がんは病気というより老化現象の表れと見るべきだからです。正常な細胞がミスコピーすることでがん細胞が生まれ、それが増殖してがんになるからです。したがって、これを治す、克服するという言い方は適宜ではないのです。ほかの病気のように治る、完治する、治癒する、全快するなどということは起こらないからです。


いったん治ったとされたとしても、ミクロレベルではがん細胞は増殖し、何年かたって再発・転移として現れることが多いのです。また、体内にがん細胞をかかえながら、一生がんにならずに亡くなる人もいます。

したがって、私たちが目指すべきなのは、がんが、治るか治らないか、克服するか克服しないか、ということではありません。日本人の2人に1人ががんになるというこの時代だからこそ、がんを知り、がんになっても充実した人生を送れるようにすることです。

とくに高齢者になって、がんが発見されたら、これを幸運と捉え、いかにがんと折り合って寿命をまっとうし、穏やかに死んでいくかを考えるべきです。

「がんサバイバー」（がんをかかえて生きている人）という言葉があります。これは、がんを克服した人という意味ではなく、がんと診断されたすべての人を指します。アメリカでは、がんの診断を受けた人は人生を終えるまで、すべてががんサバイバーであり、再発するかしないか、治ったか治らないかに関係なく、みな同じであるという考えが浸透しています。

もはや、がんは恐れるような「不治の病」ではありません。がんになってもならなくても、誰にでも体内にがん細胞は存在するのですから、私たちはがんと共存して、いかに幸せに生涯をまっとうするかを考えるべきでしょう。

本書を執筆するに際しては、多くの方の協力をえました。そのなかでも、執筆に協力してくれたジャーナリストの山田順氏、ＤＴＰ制作にあたってくれた川端光明氏、編集を担当してくれた彩図社の名畑諒平氏には、とくに感謝します。

さらに、いつも私を支えてくれる私の家族に感謝します。そして、読者のみなさんの健康を祈って、筆をおきたいと思います。

２０１７年10月

富家　孝

著者略歴
富家孝（ふけ・たかし）
1947年（昭和22年）3月大阪府北河内郡（現・鶴見区）に生まれる。1972年東京慈恵会医科大学卒業。病院経営、日本女子体育大学助教授、早稲田大学講師、青山学院大学講師を歴任。現在、医師紹介業「ラ・クイリマ」代表取締役。専門は医療社会学、生命科学、スポーツ医学。格闘技通として知られ、慈恵医大相撲部総監督（六段）、㈶「体協」公認スポーツドクター、新日本プロレス・ドクターを長年務める。
主な著書に、『医者しか知らない危険な話』（文春文庫）、『危ないお医者さん』（ソフトバンク新書）、『病気と闘うな 医者と闘え』（光文社）などがあり、65冊以上の著作を上梓している。近著に、『「死に方」格差社会』（ソフトバンク新書）、『不要なクスリ 無用な手術 医療費の8割は無駄である』（講談社現代新書）。最新刊に『ブラック病院』（イースト・プレス）がある。

「医者と治療法の選択」から「最期の迎え方」まで
知っておくべき25のこと
手術するがん、しないがん

平成30年2月20日第一刷

著　者　　富家　孝

発行人　　山田有司

発行所　　株式会社　彩図社
東京都豊島区南大塚3-24-4
TEL：03-5985-8213　FAX：03-5985-8224

印刷所　　シナノ印刷株式会社

URL：http://www.saiz.co.jp
https://twitter.com/saiz_sha

ISBN978-4-8013-0282-2 C0047